DR. MED. MANUELA TAVARES DE SOUSA

LUCIE KLUTH, TIM WINTERSCHEID, ISABEL REICH

TATSÄCHLICH SCHWANGER

Alles, was ihr jetzt
wissen müsst

Inhalt

Liebe Leserinnen und liebe Leser,

schön, dass ihr unser Buch in den Händen haltet! Vermutlich seid ihr gerade selbst schwanger – oder ihr seid der Partner oder die Partnerin einer Schwangeren. Dann ist „Tatsächlich schwanger" auf jeden Fall das Buch, das ihr jetzt braucht! Wir besprechen alles, was auf euch in den kommenden Monaten zukommt: von der ersten Untersuchung über die Geburt bis hin zum Wochenbett.

Entstanden ist das Buch aus dem gleichnamigen Podcast, der von N-JOY, der jungen Medienmarke vom NDR, produziert wurde und den ihr euch natürlich immer noch anhören könnt. Hier im Buch findet ihr alle wichtigen Infos gesammelt zum Nachlesen und Nachschlagen.

Aber unser Buch kann noch ein bisschen mehr: Wir haben uns für euch viele schöne Dinge zum Mitmachen einfallen lassen, damit ihr selbst aktiv werden könnt: von Checklisten zum Abhaken über Kreativ-Ideen bis hin zu Eintragmöglichkeiten für eure eigenen Erfahrungen und Erinnerungen. Alles, was euch in dieser aufregenden Zeit bewegt, findet in diesem Buch seinen Platz. Es soll für euch ein persönlicher Begleiter durch die Schwangerschaft werden!

Wie auch der Podcast ist das Buch wie eine Art Reise aufgebaut, auf der euch nach und nach die wichtigsten Themen begegnen. Doch bevor wir starten, möchten wir uns euch erst mal vorstellen, falls ihr uns nicht ohnehin schon vom Hören kennt:

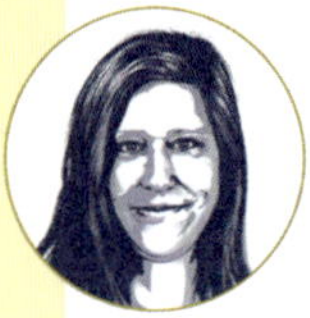

Ich bin Lucie Kluth, Journalistin und Autorin für den NDR. Mein Sohn ist mittlerweile drei Jahre alt und ich bin mit ihm und meinem Mann rausgezogen aufs Land nach Mecklenburg-Vorpommern. Als ich schwanger war, hätte ich mir genauso ein Buch wie unseres gewünscht! Zwar habe ich als Journalistin natürlich die Skills zu recherchieren und das habe ich auch getan. Aber dabei bin ich auf die dubiosesten Informationen und Mythen gestoßen und hatte am Ende gar keine Ahnung mehr, was eigentlich stimmt. Eine Expertin wie Manuela hätte ich damals echt gebraucht.

Tim und ich bringen viele persönliche und auch sehr intime Einblicke für euch mit. Wir sprechen Dinge an, die unter Freunden auch gerne mal verschwiegen werden, wenn es um die Schwangerschaft und Geburt geht.

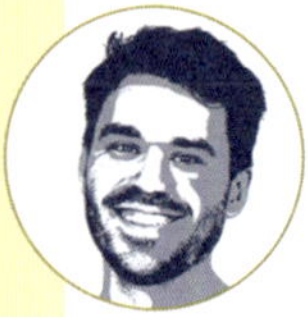

Ich heiße Tim Winterscheid, arbeite beim Radiosender N-JOY als Autor und Moderator und habe zwei Kinder. Eines ist ein Jahr alt, das andere fast vier. Ich freue mich besonders, dabei zu sein, weil ich bisher nur ein halbwegs gutes Buch gefunden habe, das auch mal uns als Partner angesprochen hat. Und da wurden wir eher wie Neandertaler dargestellt, sehr plump. Das möchte ich jetzt ändern! Ich möchte aus meiner Perspektive Tipps weitergeben, speziell für alle Partnerinnen und Partner. Und genau wie Lucie geht es auch mir um Real Talk! Bei mir war es zum Beispiel so, dass ich auch mal Panikmomente während der Schwangerschaft hatte – genau wie meine Freundin übrigens auch –, aber das ist auch total in Ordnung! Wir hoffen, dass wir euch mit unserem Buch ganz viel Unsicherheit, Ängste und auch Zweifel nehmen können.

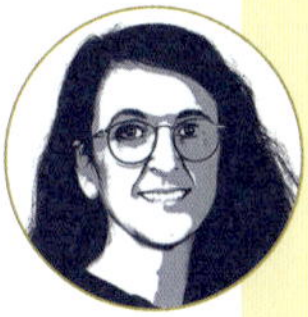

Mein Name ist Manuela Tavares de Sousa, ich bin Frauenärztin mit den Schwerpunkten Geburtshilfe und Perinatologie und habe die Ultraschallzertifizierung nach der deutschen Gesellschaft für Ultraschall in der Medizin (DEGUM). Ich arbeite sowohl an der Universitätsklinik Hamburg-Eppendorf als Oberärztin als auch in meiner eigenen Praxis, in der ich ausschließlich Schwangere betreue. Ich bin aktuell nicht mehr ganz so viel im Kreißsaal, habe aber früher sehr viele Geburten betreut. In meinem Alltag als Ärztin merke ich immer wieder, dass Schwangere wichtige Informationen einfach gar nicht haben. Wenn sie zu mir kommen, erlebe ich sehr viel Unsicherheit, Ängste und Sorgen. Das möchte ich mit diesem Buch ändern und mein gesamtes Wissen mit euch teilen.

Wir wünschen euch viel Spaß beim (gemeinsamen) Lesen, Lernen und Mitmachen. Und vor allem: eine wunderschöne Schwangerschaft, eine möglichst sanfte Geburt und eine entspannte Kennenlernzeit mit eurem Baby!

Lucie | Tim | Manuela

Kapitel 1

Der positive Schwangerschafts-test

Mit Kapitel 1 beginnt die spannende Reise! Meistens sind es die berühmten zwei Striche, die euer Leben von nun an komplett verändern werden: der positive Schwangerschaftstest! Und wenn sich die erste Aufregung erst mal gelegt hat, kommen einem ja tausend Fragen: Was passiert jetzt im Körper? Was ist erlaubt – und was nicht mehr? Und wie kann der Partner oder die Partnerin helfen und unterstützen? Wir werden in diesem Kapitel eure wichtigsten Fragen beantworten.

Aber erst mal starten wir genau da, wo alles seinen Anfang nimmt – mit der Erkenntnis: „Wow – ein Baby ist unterwegs!" Wir haben uns mal umgehört, wie andere diesen Augenblick erlebt haben:

Ich war weniger überrascht, als ich dachte. Als ich den positiven Test gesehen habe, hat das einfach mein Bauchgefühl bestätigt.

Ich bin aus allen Wolken gefallen, hab erst mal ganz aufgelöst versucht, meinen Partner zu erreichen, der bei der Arbeit war und den ich nicht erwischt habe. Ich habe es dann als Allererstes meiner besten Freundin gesagt.

Ich habe mich total gefreut und gleichzeitig war ich auch ein bisschen verhalten, weil ich schon mal einen positiven Test hatte, aber die Schwangerschaft mit einem Abbruch geendet hatte. Und da dachte ich mir: Wenn ich mich jetzt zu sehr freue, dann ist meine Hoffnung zu groß. Deswegen habe ich die zwölf Wochen abgewartet und mich erst dann so richtig gefreut.

SO WAR DAS BEI TIM …

Den ersten positiven Schwangerschaftstest vergisst man nicht: Ich musste arbeiten und moderierte gerade eine Radiosendung. Es war ein Wochenende. Und meine Freundin hat den Test zu Hause gemacht. Eigentlich in der Annahme, dass er negativ sein wird. Aber der war positiv! Bei ihr sind natürlich erst mal alle Sicherungen durchgeknallt. Und ich war nicht da!

Darum bin ich auch nicht die erste Person, die von der Schwangerschaft erfahren hat, sondern ihre beste Freundin. Sie wusste, wenn sie mich mitten in der Live-Sendung anruft und es mir sagt, wäre das die spannendste Sendung der Welt geworden, weil man nur noch einen stammelnden Moderator gehört hätte. Sie hat nur gesagt: „Tim, wenn du zu Hause bist, lass uns quatschen, nimm dir nichts vor", da hatte ich schon ein komisches Gefühl und wusste nicht, was auf mich zukommt.

Als ich nach Hause kam, war es dann ein bisschen wie in einem kitschigen Hollywoodfilm. Es brannten Kerzen, sie hatte sich superschick gemacht – es war wirklich total schön! Und dann hat sie mir gesagt: „Hey, Tim, wir werden Eltern!" Da habe ich weiche Knie bekommen. Normalerweise ist das ja nur ein Spruch, aber in dem Moment habe ich das wirklich gefühlt. Ich musste mich erst mal hinsetzen, weil es mich so umgehauen hat – gerade dieses Wechselbad aus totaler Freude und absoluter Panik. Es ist bis heute einer der schönsten Tage in meinem Leben!

Veränderungen

Diese erste Zeit ist eine sehr besondere Zeit und wird auch Anpassungszeit genannt. Denn im Körper entsteht ein neues Leben, das versorgt werden muss. Das führt dazu, dass sich vieles am und im Körper verändert, was sich natürlich erst mal ungewohnt anfühlt. Im Grunde ist eine Schwangerschaft vergleichbar damit, ohne Training in einen Marathon zu starten. Die befruchtete Eizelle nistet sich ein und es geht direkt los: Der Körper beginnt, sich an die veränderten Bedingungen anzupassen. Das Atemvolumen und die Atemfrequenz steigen und die Gefäße weiten sich, damit der Körper und damit auch das Baby gut durchblutet und mit Sauerstoff versorgt sind. Viele Schwangere merken, dass ihr Herz auf einmal schneller schlägt, denn auch der Ruhepuls steigt.

Nicht alle Schwangeren nehmen die Veränderungen gleich wahr. Einige haben starke Symptome, andere nur wenige. Die Umstellung mag überraschend sein, manchmal auch unangenehm, die meisten Symptome sind aber harmlos und einfach ein Zeichen der Anpassung. Lucie beispielsweise gaben die Veränderungen in ihrem Körper sogar eine gewisse Sicherheit. Sie fand es eher beruhigend, dass ihr in der Frühschwangerschaft übel war, die Brüste spannten und sie beim Treppensteigen regelmäßig außer Atem kam. So merkte sie: Da passiert was in meinem Körper!

Ein unverzichtbarer Teil der Schwangerschaft ist der Mutterkuchen aka die Plazenta. Dieses Organ hat man nur, wenn man schwanger ist. Es versorgt den kleinen Embryo und ist quasi der Kühlschrank des Babys, aus dem es sich immer wieder etwas nehmen kann. Die Plazenta wächst in den ersten Schwangerschaftswochen in der Gebärmutter und verlässt den Körper am Ende der Schwangerschaft wieder mit den Nachwehen bei der Geburt.

Eines der bekanntesten Hormone, das jetzt im Körper entsteht, ist das hCG, das humane Choriongonadotropin. Es wird in einem Teil der Plazenta produziert und ist in der Regel nur nachweisbar, wenn man schwanger ist. Das ist auch das Hormon, das gemessen wird, um die Schwangerschaft festzustellen, sowohl im Urin als auch im Blut.

Dos & Don'ts

Während sich der Körper auf das Baby einstellt, ist es an der Zeit, auch die ein oder andere Gewohnheit anzupassen. Die meisten denken zuerst an die typischen Dinge wie den Verzicht auf Alkohol und Zigaretten und vielleicht auch noch, dass man beim Verzehr von Käse oder beim Saubermachen vom Katzenklo vorsichtig sein muss. Das ist alles richtig und wichtig und wir erklären noch mal genau warum. Es gibt allerdings auch noch das ein oder andere mehr zu beachten.

Alkohol

Nach dem positiven Schwangerschaftstest hatte Lucie sofort ein schlechtes Gewissen, denn in den Wochen zuvor war sie noch feiern gewesen und hatte Alkohol getrunken. So wie ihr geht es vielen Frauen: Vielleicht haben sie gar nicht geplant, schwanger zu werden, oder es sehr lange versucht und gar nicht damit gerechnet, dass genau jetzt die

Schwangerschaft eintritt. Jetzt heißt es erst mal: keine Panik, tief durchatmen und beruhigen. Scham und schlechtes Gewissen für Dinge, die bereits passiert sind, bringen nichts. Ab jetzt geht es darum, selbstbewusst zu entscheiden und die Dinge richtig zu machen.

Wenn man das Internet befragt, stößt man schnell auf das sogenannte Alles-oder-Nichts-Prinzip: Wenn man Alkohol getrunken hat und der Embryo davon geschädigt wurde, dann nistet er sich gar nicht erst ein, aber wenn er sich erst mal eingenistet hat, dann ist es auch nicht so schlimm, dass man davor Alkohol getrunken hat. Aber stimmt das auch? Die Grundidee ist, dass man – solange das befruchtete Ei im Eileiter unterwegs ist und sich noch nicht in der Gebärmutter eingenistet hat – noch Alkohol trinken kann. Einen tatsächlichen Beweis für diese Theorie gibt es aber nicht.

Alkohol kann in der Leber des Embryos nicht abgebaut werden. Dies kann fatale Folgen für das Kind haben. In Deutschland werden jährlich circa 10.000 Kinder geboren, die Beeinträchtigungen aufgrund von Alkohol haben. Die Auffälligkeiten werden als fetale Alkoholspektrumstörung (FASD) bezeichnet und gehen mit körperlichen und geistigen Beeinträchtigungen unterschiedlicher Ausprägung einher. Wissenschaftliche Daten sagen, dass es keine Grenze gibt, unterhalb derer Alkoholkonsum unschädlich ist. Naturgemäß gibt es keine Studien an Menschen, denn man kann Schwangeren keine unterschiedlichen Dosierungen an Alkohol geben und dann schauen, was passiert. Aber aus Tierversuchen an Mäusen weiß man, dass auch geringe Dosen in sehr frühen Schwangerschaftswochen schädigend sein können.

Das Alles-oder-Nichts-Prinzip gibt es demnach nicht. Am besten ist es, komplett auf Alkohol zu verzichten, sobald man von der Schwangerschaft weiß. Die Weltgesundheitsorganisation und die Deutsche Gesellschaft für Ernährung haben sich 2024 zu diesem Thema – auch außerhalb einer Schwangerschaft – klar positioniert. Alkohol ist ein Zellgift, weshalb es keine untere Mengenangabe gibt, die sicher ist. Das Glas Rotwein am Abend ist in keiner Lebensphase gesund, so zeigen aktuelle Studien. Die Schwangerschaft ist ein guter Anlass, Alkohol einfach wegzulassen. wegzulassen. Auch der Partner oder die Partnerin kann – als Support – in der Zeit den Alkohol reduzieren oder ganz weglassen. Sozusagen als Partner*innen-Challenge während der Schwangerschaft.

Bei Getränken sollte man speziell darauf achten, dass null Prozent Alkohol angegeben ist. „Alkoholfrei“ darf sich Bier nämlich selbst bei einem Gehalt von bis zu 0,5 Prozent Alkohol nennen. Auf vielen Bierflaschen, auch auf manchen alkoholfreien, befindet sich auf dem Etikett ein Icon, das eine schwangere Figur zeigt, die durchgestrichen ist. Das ist der Hinweis, dass Schwangere dieses Produkt nicht trinken sollten, weil eben doch eine kleine Menge Alkohol enthalten ist.

Aber wie ist es mit Alkohol beim Kochen? Darf man während der Schwangerschaft die Bolognese-Sauce noch mit einem Schuss Rotwein verfeinern? Ist das wirklich unbedenklich? Zunächst die gute Nachricht: Wenn man beim Kochen den Deckel nicht auflegt, kann der Alkohol verdampfen und die Bolognese geht in Ordnung. Bei Schmorgerichten, die mit geschlossenem Deckel gegart werden, ist das allerdings nicht unbedingt der Fall und der Alkoholgehalt nur schwer zu bestimmen. Daher lieber darauf verzichten.

Rauchen

Rauchen ist, das wissen wir alle, generell ungesund. Auch der heranwachsende Embryo im Bauch wird belastet, wenn die werdende Mutter raucht. Ob die schwangere Patientin raucht, ist für den Arzt oder die Ärztin also eine aufschlussreiche Information und wird in der Regel zu Beginn der Schwangerschaft abgefragt. Denn es kann sein, dass das Kind dadurch etwas leichter ist als erwartet, und es ist essenziell zu wissen, was die Ursache dafür ist. Eine ehrliche Antwort ist hier also sehr wichtig und Scham fehl am Platz. Sie verhindert nur, dass die Lage für Mutter und Kind richtig eingeschätzt werden kann.

Doch warum ist das Geburtsgewicht so wichtig? In der Regel wird ein Kind am errechneten Termin (ET) mit etwa dreieinhalb Kilo geboren. Wiegt es bei der Geburt weniger als drei Kilo, gilt es als zu leicht. Untergewichtig geborene Menschen haben im Gegensatz zu normalschwer geborenen statistisch ein höheres Risiko, in ihrem späteren Leben an Bluthochdruck und anderen Krankheiten zu erkranken. Es geht also bereits in der Schwangerschaft darum, die Weichen für das Ungeborene richtig zu stellen.

Jede einzelne Zigarette, die die werdende Mutter nicht mehr raucht, fördert die Sauerstoffversorgung des Kindes und erhöht damit die Chance, dass das Kind normalschwer geboren werden kann. Schafft man es in der Schwangerschaft, mit dem Rauchen ganz aufzuhören, reduziert sich zusätzlich das Risiko für mögliche Atemwegserkrankungen des Kindes – und auch für den plötzlichen Kindstod nach der Geburt. Dabei geht es nicht nur um die werdende Mutter: Ein Kind profitiert am meisten, wenn alle Personen im Haushalt mit dem Rauchen aufhören.

Zusammenfassend gilt also: Am besten ist natürlich, ganz mit dem Rauchen aufzuhören, aber auch jede Zigarette weniger tut dem Baby gut. Wenn das Kind dann auf der Welt ist, lebt es am gesündesten in einem kompletten Nichtraucherhaushalt. Nicht nur die werdende Mama, sondern auch der Partner oder die Partnerin haben also noch Zeit – rund 40 Wochen –, um mit dem Rauchen aufzuhören.

Kaffee

„Morgens einen Kaffee, dann geht man in den Sender, trinkt zwei, drei Tassen und nachmittags auch noch mal irgendwo einen Kaffee und schwuppdiwupp hat man richtig viel Koffein im Blut. Das war eine Gewohnheit, die fand ich wirklich sehr schwer abzulegen", erinnert sich Lucie. Glücklicherweise ist Kaffee in der Schwangerschaft nicht ganz so streng verboten wie Alkohol und Zigaretten.

Im Internet findet man beispielsweise auf der Seite der Amerikanischen Gesellschaft für Geburtshilfe und Gynäkologie die Angabe, dass 200 Milligramm Koffein am Tag in Ordnung sind. Diese Empfehlung gilt auch für Deutschland. Das entspricht etwa zwei Tassen Kaffee pro Tag. (Aber Achtung: Auch Tees und Limonaden können Koffein enthalten.)

Allerdings ist die Datenlage dazu wirklich sehr dünn, die Ergebnisse beziehen sich immer nur auf sogenannte Beobachtungsstudien. Hier wird nach Zusammenhängen geforscht: Welche Auswirkungen hat es auf das Kind, wenn die Mutter in der Schwangerschaft Kaffee getrunken hat? Dabei wurde festgestellt, dass Kaffee während der Schwangerschaft für ein leichteres Geburtsgewicht und sogar für Schwangerschaftsverluste und Totgeburten verantwortlich sein könnte. Richtig belastbar sind diese Zahlen aber nicht.

Am besten versucht man, für sich einen passenden Weg zu finden, um so wenig Koffein wie möglich zu konsumieren. Lucie hat sich zum Beispiel zu Hause für koffeinfreien Kaffee entschieden und auf der Arbeit oder im Café zunächst weiter „richtigen" Kaffee getrunken, bis sie schließlich komplett auf koffeinfrei umgestiegen ist.

Listeriose: Käse, Sushi & Co.

Käse ist grundsätzlich eine sehr gute Nährstoffquelle für Kalzium und damit ein wichtiger Bestandteil einer ausgewogenen Ernährung. Allerdings gibt es einige Sorten, auf denen sich leicht Listerien bilden. Das sind Bakterien, die bei der werdenden Mutter eine Krankheit, die Listeriose, auslösen können. Diese zeigt sich ähnlich der Grippe mit Symptomen wie Fieber, Gelenkschmerzen und anderen Beschwerden.

Zwar haben die meisten Schwangeren, die daran erkranken, keine Symptome, trotzdem kann die Listeriose auf das Ungeborene übertragen werden und zu einem Schwangerschaftsverlust, einer Frühgeburt oder auch einer Totgeburt führen. Klingt erst mal bedrohlich, tatsächlich ist diese Erkrankung in Deutschland aber extrem selten:

Bei fast 800.000 Geburten pro Jahr werden nur etwa 20 Fälle von Listeriose gemeldet. Eine mögliche Erklärung könnte sein, dass die Infektionsgefahr durch Rohprodukte vielen bekannt ist und die meisten Schwangeren bewusst darauf verzichten. Es heißt aber auch, dass es extrem unwahrscheinlich ist, Listeriose zu bekommen, selbst wenn man unwissentlich ein solches Rohprodukt gegessen hat. Trotzdem ist die beste Vorsorge der Verzicht auf die entsprechenden Lebensmittel während der Schwangerschaft.

Wo befinden sich Listerien am häufigsten? Generell kann man sich merken, dass weicher Käse mit einem hohen Wassergehalt vermehrt zur Ansammlung und Vermehrung von Listerien führen kann. Ebenso hat Rohmilchkäse – also Käse, bei dem die Milch während der Herstellung nicht wärmebehandelt wurde – ein höheres Risiko für Bakterienbildung. Tipp: Ein Blick auf die Verpackung hilft beim Käsekauf. Rohmilchkäse muss klar als solcher gekennzeichnet sein – das ist in Deutschland Pflicht. Hier kann auch die Partnerin bzw. der Partner unterstützen, indem beim Einkauf gleich der richtige Käse für die werdende Mutter und den Nachwuchs im Einkaufskorb landet.

Aber auch andere rohe Produkte wie Fleisch, Fisch und sogar Salat können befallen sein. Das Besondere bei Listerien ist, dass sie sich besonders gut im Kühlschrank bei niedrigen Temperaturen vermehren, vor allem dann, wenn sie sich in einer Verpackung befinden. Man sollte demnach darauf achten, dass Lebensmittel nicht zu lange gelagert werden, auf Salat aus Plastikverpackungen verzichten und losen Salat vor dem Verzehr gut waschen.

Toxoplasmose: Katzen & Parasiten auf Lebensmitteln

Neben den Listerien gibt es noch eine andere Infektion, die eine Gefahr für das Ungeborene darstellt: die Toxoplasmose. Diese kann ähnlich wie Listeriose zu einem Verlust oder einer Früh- bzw. Totgeburt führen. Diese Krankheit wird von Parasiten ausgelöst, die auf Lebensmitteln wie Fleisch, Fisch,

Obst und Gemüse vorkommen. Auch hier gilt: gut durcherhitzen und gründlich abwaschen!
Neben rohen Lebensmitteln gibt es noch einen weiteren Wirt, der diese Parasiten mit sich herumtragen kann: die Katze. Vor allem bei Jungtieren besteht die Gefahr, sich beim Streicheln des Tieres oder beim Säubern des Katzenklos anzustecken. Ist die Erkrankung ausgebrochen, kann sie sich ebenfalls mit grippeähnlichen Symptomen zeigen oder aber auch symptomfrei verlaufen.

Genau wie die Listeriose ist auch die Toxoplasmose eine meldepflichtige Erkrankung, von der nur ungefähr 25-mal im Jahr berichtet wird. Sie ist also ebenfalls extrem selten. Trotzdem sollten Schwangere nach dem Streicheln von Katzen die Hände gut waschen und die Reinigung des Katzenklos für die nächsten 40 Wochen lieber jemand anderem überlassen.

Zytomegalie-Virus (CMV)

Von Toxoplasmose und Listeriose haben die meisten von euch sicher schon mal vor der Schwangerschaft gehört. Doch es gibt noch eine Infektionskrankheit, die man kennen sollte, denn Wissen schützt: die Zytomegalie, ausgelöst durch das Zytomegalie-Virus (kurz CMV), das zu den Herpesviren gehört. Wichtig zu wissen: Alle drei Infektionskrankheiten können behandelt werden.

Obwohl die CMV-Infektion weniger bekannt ist – oder vielleicht genau deshalb –, kommt sie in Deutschland wesentlich häufiger vor. Während Toxoplasmose und Listeriose gemeinsam gerade mal etwa 55 Fälle pro Jahr ausmachen, wird die CMV-Infektion bei gleicher Geburtenhäufigkeit in

GUT ZU WISSEN

Wer CMV-negativ ist und zu den 50 Prozent der Schwangeren in Deutschland gehört, die noch nie Kontakt zu CMV hatte, kann mit drei einfachen Tipps verhindern, in der Schwangerschaft das erste Mal diese Virusinfektion zu bekommen:

1. Kuscheln erlaubt, Küssen auf den Mund nicht! CMV befindet sich in allen Körperflüssigkeiten. Ein Kuss auf dem Mund eines Kindes sollte daher vermieden werden. Ein Kuss auf die Stirn kann eine gute Alternative sein.

2. Alles, was ein Kind im Mund hatte, sollte nicht in die Nähe des eigenen Mundes kommen! Durstig? Nicht vom gleichen Glas trinken, sondern ein eigenes Glas benutzen. Gucken, wie es schmeckt oder ob es warm ist? Mit dem eigenen Löffel und von einem separaten Teller probieren. Die Wärme kann mit den Fingern getestet werden. Der Schnuller liegt auf dem Boden? Nicht abschlecken, sondern mit einer Papierserviette abwischen oder mit Wasser reinigen.

3. Alles, was aus einem Kind rauskommt, muss von den Händen entfernt werden. CMV befindet sich auch im Urin eines Kindes. Beim Windelwechseln deshalb streng darauf achten, die Hände gut (mit Seife!) zu waschen.

Auch Partner und Partnerinnen der Schwangeren können sich anstecken und dann infektiös sein. Sie sollten diese Regeln ebenso beherzigen. CMV findet sich auch in Sperma und Vaginalsekret, sodass ggf. entsprechende hygienische Maßnahmen getroffen werden müssen.

Ein bisschen Vorsicht bei den genannten Dingen hilft schon, eine mögliche Ansteckung um bis zu 85 Prozent zu reduzieren.

Deutschland ungefähr 1000-mal im Jahr gemeldet. Man kennt es vielleicht von befreundeten Erzieherinnen, die, sobald sie von ihrer Schwangerschaft erfahren, ein Berufsverbot haben. Dafür ist häufig ein negativer CMV-Test verantwortlich, denn die häufigste Infektionsquelle sind kleine Kinder zwischen zwei und vier Jahren.

Vor allem die CMV-Erstinfektion in den ersten zwölf Schwangerschaftswochen spielt eine wichtige Rolle. Die Schwangere selbst hat meist keine Symptome, aber die Infektion kann auf das Kind übergehen und kann im schlimmsten Fall zu einem Versterben des Embryos führen. Und auch wenn das Kind überlebt, ist bekannt, dass geistige Veränderungen, Sehstörungen und vor allem Hörstörungen auftreten können. Die gute Nachricht ist, dass man sich zu Beginn der Schwangerschaft testen lassen kann, ob man die Infektion bereits hatte. Dieser Test ist allerdings eine individuelle Gesundheitsleistung (IGeL), die nicht von der Krankenkasse getragen wird und ungefähr 40 Euro kostet.

Ringelröteln

Es gibt noch eine Infektionskrankheit, auf die man während der Schwangerschaft unbedingt achten sollte: die Ringelröteln. 2024 haben sie in der Pränatalmedizin eine große Rolle gespielt, da es hierzulande eine Endemie gab. Sie können in der Schwangerschaft vor allem für das ungeborene Kind sehr gefährlich werden. Die normale Rötelnimpfung, die viele haben, hilft dagegen leider nicht, denn mit den „echten" Röteln haben die Ringelröteln – bis auf den ähnlichen Namen – nichts zu tun. Es handelt sich dabei um eine ganz andere Viruserkrankung, nämlich das Parvovirus B19.

Die Ansteckung erfolgt über Körperflüssigkeiten wie Speichel, Tränen- oder Nasenflüssigkeit. Entweder direkt, zum Beispiel indem man angehustet wird, oder indirekt, wenn man mit kontaminierten Oberflächen in Berührung kommt. Da die Ringelröteln zu den klassischen Kinderkrankheiten zählen, wäre zum Beispiel Spielzeug, das von einem infizierten Kind in den Mund gesteckt wurde, eine solche Übertragungsquelle.

Erkrankte Kinder erkennt man oft am typischen Hautausschlag auf den Wangen, weswegen die Erkrankung auch „Ohrfeigenkrankheit" genannt wird. Besonders tückisch: Am ansteckendsten ist man, bevor die Symptome auftreten.

Für die Schwangere selbst ist die Erkrankung gar nicht so schlimm. Häufig zeigen sich keine oder nur leichte und kurz anhaltende, grippeähnliche Symptome. Auch Schmerzen in den Hand- und Fingergelenken können auftreten. Für das Baby im Bauch kann die Krankheit allerdings einen schwereren Verlauf nehmen. Vor allem, wenn die Infektion vor der 20. Schwangerschaftswoche stattfindet, kann es sein, dass das Kind eine ausgeprägte Blutarmut bekommt.

Aber keine Panik: Das Risiko, dass das Kind nach einer Infektion eine Blutarmut entwickelt, liegt bei unter zehn Prozent. Die zweite gute Nachricht: Man kann diese Blutarmut im Ultraschall erkennen und sogar eine Behandlung im Mutterleib durchführen.

Natürlich ist es besser, sich gar nicht erst zu infizieren. Zum einen ist gründliches Händewaschen eine gute Möglichkeit, sich vor den Viren zu schützen. Zum anderen kann man durch einen Bluttest abklären lassen, ob man überhaupt gefährdet ist oder bereits Antikörper besitzt. In Deutschland sind diese nämlich bei ungefähr 60 Prozent aller Frauen im gebärfähigen Alter nachweisbar. Die Kosten für den Test – etwa 45 Euro – muss man selbst tragen.

Vegetarische und vegane Ernährung

Einige von euch ernähren sich vielleicht vegetarisch oder vegan. Doch wie ist das in der Schwangerschaft? „Reicht" diese Art der Ernährung für das Baby? Grundsätzlich kann man sagen, dass eine pflanzenbasierte Ernährung gesundheitlich viele Vorteile hat, und das gilt auch in der Schwangerschaft. Es gibt einige Studien, die ein geringeres Risiko für Bluthochdruckerkrankungen und Schwangerschaftsdiabetes zeigen.

Allerdings steigt der Bedarf an Nährstoffen in der Schwangerschaft, denn ein neuer kleiner Mensch muss ja mitversorgt werden und wachsen. Man sollte also darauf achten, dass der erhöhte Bedarf in dieser Zeit abgedeckt wird. Vor allem, wer sich vegan ernährt, sollte auf eine ausreichende Ergänzung der wichtigsten Nährstoffe achten. Sonst könnte auch das eine Ursache für ein zu geringes Gewicht des Babys sein oder sogar zu einer Unterernährung der werdenden Mutter führen.

Das beste Beispiel ist Lucie: Als Vegetarierin hatte sie zu Beginn ihrer Schwangerschaft einen Eisenmangel, obwohl sie zeitweise richtigen Heißhunger auf Bolognese hatte und deshalb wieder Fleisch aß. Eisenmangel ist ganz typisch während der Schwangerschaft und wird auch bei den Vorsorgeuntersuchungen regelmäßig überprüft. Sollte ein erhöhter Bedarf vorliegen, lässt sich dieser meist gut mit entsprechenden Präparaten aus der Apotheke ausgleichen. Bei Lucie lagen die Eisenwerte auf diese Weise nach einigen Wochen wieder im normalen Bereich.

Sex

Grundsätzlich gibt es gegen Geschlechtsverkehr in der Schwangerschaft nichts einzuwenden. Um das Baby muss man sich dabei keine Sorgen machen. Das zu wissen, mag für viele von euch schon mal erleichternd sein. Allerdings verändert sich der Körper der werdenden Mama in den 40 Wochen und das Körpergefühl ist vielleicht nicht (immer) gut. Einige Frauen haben – zumindest zeitweise – keine Lust auf Sex. Als Partnerin oder Partner heißt es nun Verständnis aufbringen.

Aber neun Monate Schwangerschaft können lang werden und das fehlende Sexleben die Beziehung strapazieren. Unser Tipp: Redet miteinander und probiert immer wieder Neues aus! Vielleicht geht das Gewohnte nicht mehr, dafür machen andere Stellungen oder „nur" Kuscheln gerade eben mehr Spaß. Und auch das kann sich mit der Zeit wieder verändern. Go with the flow!

Sport

Bewegung tut gut – das gilt auch während der Schwangerschaft. Aus der Forschung wissen wir, dass 30 bis 45 Minuten Sport dreimal in der Woche sehr förderlich für die Gesundheit der werdenden Mama und des Kindes sind. Auf Extremsport und Sportarten mit Sturzgefahr, Erschütterung oder Körperkontakt sollte man allerdings verzichten. Lucie musste beispielsweise ihr Handballtraining aufgeben, hat dies aber durch Schwimmen ersetzt.

Für Schwangere ist Schwimmen ohnehin die perfekte Sportart: sehr gelenkschonend und auch mit größerem Bauch angenehm, weil das Wasser mitträgt. Trotz Babykugel kann man sich damit schwerelos fühlen – ein tolles Gefühl! Das Einzige, worauf man achten sollte, ist die Wassertemperatur. Die sollte – auch beim Baden in der Wanne – nicht über 34 Grad liegen, vor allem im ersten Trimester.

Auch Krafttraining ist mit Babybauch übrigens erlaubt. Wichtig ist, dass man es nicht übertreibt und auf seinen Körper hört. Wenn man erst in der Schwangerschaft mit Sport anfangen möchte, sollte man es langsam angehen und mit maximal 15 Minuten starten.

Fliegen

Babymoon, so nennen manche – in Anlehnung an den Honeymoon – den letzten Urlaub zu zweit, bevor das Baby kommt. Doch was, wenn das Reiseziel eine Flugreise erfordert? Ist Fliegen noch drin? Fliegen ist grundsätzlich in Ordnung. Allerdings sollte man vorher die Airline kontaktieren: Es gibt nämlich Fluggesellschaften, die Schwangere ab einer bestimmten Schwangerschaftswoche aus versicherungstechnischen Gründen nicht mehr mitnehmen, um im Falle einer Frühgeburt nicht haftbar gemacht werden zu können.

Besprecht euer Reisevorhaben und eure konkreten Pläne am besten auch mit der Frauenärztin oder dem Frauenarzt eures Vertrauens. Im besten Fall sind die Flugziele in weniger als vier Stunden erreichbar. Achtet darauf, während des Flugs reichlich zu trinken und zwischendurch auch mal aufzustehen und zu gehen. Auch Kompressionsstrümpfe können bei Flugreisen in der Schwangerschaft hilfreich sein. Sie können bei Bedarf sogar ärztlich verschrieben werden.

Beauty

Beim letzten Punkt der Kategorie „Do's and Don'ts" geht es ums Styling, schöne Haare und gepflegte Nägel. Muss man die gewohnte Beauty-Routine in der Schwangerschaft umstellen?

Aus medizinischer Sicht sollten Eingriffe wie Augenbrauen-Lifting oder Schellack auf den Nägeln unterbleiben. Vorübergehend sollte darauf verzichtet werden, den Haaransatz zu färben – stattdessen kann man auf Strähnchen umsteigen. Wer sich die Haare selbst färbt, sollte auf jeden Fall Handschuhe tragen und die maximale Einwirkzeit beachten. Beim Nägellackieren sollte man zu Nagellack ohne Aldehyd bzw. Formaldehyd greifen und die Farbe am besten in einem gut belüfteten Raum auftragen, um das Einatmen der Dämpfe zu vermeiden. Wer auf Nummer sicher gehen will, setzt bei Nagellack und Haarfarbe lieber ganz aus.

Sternenkinder

Zum Abschluss unseres ersten Kapitels möchten wir noch auf ein Thema zu sprechen kommen, das gerne mal ausgeklammert wird. Aber uns ist es wichtig, dass wir mit euch auch schon so früh im Buch über die (Schatten-)Seiten einer Schwangerschaft sprechen. Gerade auch, weil die ersten zwölf Wochen der Schwangerschaft als kritische Zeit gelten, in der sich Embryos manchmal nicht weiterentwickeln und die Schwangerschaft endet.

Viele Schwangere verkünden die frohe Botschaft deshalb erst nach dem dritten Monat, weil das Risiko eines Aborts – so der medizinische Fachbegriff – davor am höchsten ist. Weil das häufiger verwendete Wort „Fehlgeburt" sich danach anhört, als ob jemand etwas falsch gemacht hätte, möchten wir in diesem Buch den Begriff Schwangerschaftsverlust prägen, um ganz klar zu machen, dass niemand etwas falsch gemacht hat.

Lucie erinnert sich: „Ich habe mich nach dem positiven Schwangerschaftstest erst gar nicht getraut, mich richtig zu freuen, denn ich war insgesamt dreimal schwanger und habe ja nur einen Sohn. Ich hatte zuvor zwei frühe Fehlgeburten. Deshalb war ich auch erst in der neunten Woche bei der Frauenärztin. In den Schwangerschaften davor war ich immer früher dort und es gab noch keinen Herzschlag. Da hieß es immer, der könne noch kommen, aber er kam nicht. Ich war sehr überrascht von diesen Fehlgeburten, ich hatte nicht damit gerechnet." So wie ihr geht es vielen werdenden Eltern. Denn obwohl frühe Schwangerschaftsverluste tatsächlich häufig vorkommen, wissen überraschend viele gar nichts darüber und sind dann sehr geschockt, wenn es passiert.

Deshalb haben wir zu diesem sensiblen Thema auch einige Zahlen und Fakten für euch vorbereitet – und wir können schon mal festhalten: Die Wahrscheinlichkeit, einen Schwangerschaftsverlust zu erleben, ist zwar nicht klein, die, ein gesundes Baby zu bekommen, aber wesentlich größer. Wenn wir uns ganz konkret die Zahlen anschauen und alle Frauen betrachten, die jemals in ihrem Leben schwanger waren, hat eine von zwei, also die Hälfte, schon einen Schwangerschaftsverlust erlebt. Wenn wir uns aber die Wahrscheinlichkeit anschauen, mit der eine Frau, die aktuell schwanger ist, am Ende dieser Schwangerschaft tatsächlich ein gesundes Kind im Arm hält, dann liegt diese bei 90 Prozent. Das heißt, für jede einzelne Schwangerschaft ist die Wahrscheinlichkeit für einen Schwangerschaftsverlust gar nicht so häufig. Wenn man aber das gesamte Leben betrachtet – man ist ja vielleicht mehr als einmal schwanger –, dann kommen die deutlich höheren Zahlen zustande. Wenn ihr hierzu noch mehr wissen möchtet: In Kapitel 6 widmen wir uns intensiver dem Thema „Schwangerschaftsverluste".

Wenn ihr bis hierhin gelesen habt und jetzt fürchtet, dass ihr bisher in der Schwangerschaft alles falsch gemacht habt, oder ihr beunruhigt seid, was vielleicht noch alles schiefgehen kann, dann denkt dran: In den meisten Fällen wird alles gut sein. Morgen ist ein neuer Tag, um alles richtig zu machen, denn jetzt seid ihr super informiert!

Kapitel 2

Die Vorsorgeuntersuchungen

Normalerweise sehen Frauen ihren Gynäkologen oder ihre Gynäkologin eher ein- bis zweimal im Jahr. In der Schwangerschaft reiht sich ein Besuch in der ärztlichen Praxis an den anderen, denn es gibt eine Reihe von Vorsorgeterminen, die es wahrzunehmen gilt. Mit den Routineuntersuchungen wird sichergestellt, dass es Mutter und Kind gut geht. Für die Männer unter euch ist es vermutlich das erste Mal, dass ihr diese Praxis betretet. Aber keine Sorge: Nach diesem Kapitel wisst auch ihr, was euch erwartet.

Der erste Termin

Auch wenn die Schwangerschaft noch ganz am Anfang ist, könnt ihr schon den ersten Termin in der gynäkologischen Praxis vereinbaren. Die Schwangerenvorsorge hat das Ziel eine Risikoschwangerschaft frühzeitig zu erkennen und zu behandeln. Dafür werden Mutter und Kind regelmäßig untersucht und die Entwicklung beobachtet. Wann genau der erste Termin stattfindet, hängt von der Praxis und eurer Geduld ab.

Während Tim und seine Freundin es beim ersten Kind kaum aushalten konnten und sehr schnell vorstellig wurden, ließ sich Lucie etwas mehr Zeit. Denn wenn man direkt nach dem positiven Test in der 4. Woche geht, gibt es zum Beispiel im Ultraschall weniger zu sehen als einige Wochen später, wenn der Embryo schon etwas weiter entwickelt ist.

Die Urinprobe

Los geht es in den meisten Praxen mit der Urinabgabe. Dazu werden in der Regel Plastikbecher verwendet, die die Schwangere auf der Toilette mit ihrem Urin füllt und abgibt. Die Urinprobe gehört zu den Standarduntersuchungen und wird bei jedem Vorsorgetermin durchgeführt. Denn der Urin gibt Hinweise auf drei in der Schwangerschaft häufiger vorkommende Erkrankungen: Schwangerschaftsdiabetes (hoher Blutzuckerspiegel), Präeklampsie (eine Bluthochdruckerkrankung) sowie Blasenentzündung (dann finden sich Keime im Urin). Jede dieser drei Erkrankungen könnte gleichermaßen die Gesundheit von Mutter und Kind gefährden und macht entweder eine Behandlung oder engmaschigere Kontrollen während der Schwangerschaft erforderlich. Die Urinuntersuchung gilt als guter erster Indikator dafür, ob alles okay ist.

Auch Lucie bekam als Erstes die Aufgabe, ihren Mittelstrahlurin im Becher abzugeben, war aber zunächst überfordert: „Ich war so aufgeregt und wusste auch gar nicht, was mit Mittelstrahl gemeint ist“, erinnert sie sich. Nach einer kurzen Erklärung, dass sie die ersten Tropfen Urin verwerfen und erst dann den Urin auffangen soll, lief es aber. Einen guten Tipp für die Durchführung hat sie außerdem: Schreibt immer zuerst den Namen auf den Plastikbecher und geht dann zur Toilette. Den vollen Becher zu beschriften, ist wesentlich schwieriger.

Das Wiegen

Genau wie die Urinuntersuchung gehört auch die Gewichtskontrolle zu den Werten, die bei jeder Schwangerschaftsvorsorge erhoben und dokumentiert werden. Dabei geht es darum, zu sehen, ob und wie sich euer Gewicht entwickelt. Grundsätzlich gelten etwa 5 bis 15 Kilo mehr bis zum Ende der Schwangerschaft als gesunde Gewichtszunahme. Natürlich kommt es auch auf das Startgewicht an. Wer übergewichtig in die Schwangerschaft geht, sollte weniger zunehmen als jemand, der mit Normalgewicht startet. Umgekehrt sollte jemand, der sehr leicht ist, darauf achten, genug an Gewicht zuzunehmen und nicht noch abzunehmen.

Außerdem kann die Überwachung des Gewichts ebenfalls bei der Entdeckung einer Erkrankung hilfreich sein. Eine plötzliche Gewichtszunahme kann nämlich ein Hinweis auf eine Bluthochdruckerkrankung (Präeklampsie) sein. Dabei sammelt sich mehr Wasser als üblich im Körper an, was sich auch auf der Waage zeigt.

Die Blutuntersuchung

In der Regel wird beim ersten Praxistermin Blut abgenommen, um die Blutgruppe sowie den Rhesusfaktor und die Antikörper zu bestimmen. Der Rhesusfaktor zeigt an, ob sich das Blut von zwei Menschen verträgt, wenn es vermischt wird. Wenn eine Schwangere Rh-negativ ist, aber ihr Kind Rh-positiv, kann es sein, dass der Körper der Mutter in einer immunologischen Abwehrreaktion dem Baby schadet. Das kann dazu führen, dass das Kind Ödeme oder eine Blutarmut entwickelt oder dass es im schlimmsten Fall zu einem Schwangerschaftsverlust kommt. Um dieses Risiko zu minimieren, wird bei einem Rh-negativen Befund in der 28. Woche und auch noch einmal nach der Geburt eine passive Immunisierung, die sogenannte Anti-D-Prophylaxe, erfolgen, die das

Baby vor dieser Reaktion schützt. Erstgebärende brauchen sich übrigens nicht zu sorgen: Die Gefahr wird erst mit der zweiten Schwangerschaft akut. Ist eine Schwangere Rh-negativ, wird in der 20. Schwangerschaftswoche aus ihrem Blut der Rhesusfaktor des Kindes bestimmt. Sind sowohl Mutter als auch Kind Rh-negativ, ist alles in Ordnung und keine Immunisierung nötig. Übrigens: Wer keine Lust aufs Piksen und vielleicht einen Blutspendeausweis zu Hause hat, der kann auch den mitbringen. Dort sind sowohl die Blutgruppe als auch der Rhesusfaktor in der Regel vermerkt und eine erneute Bestimmung ist nicht erforderlich.

Eine weitere wichtige Blutuntersuchung ist der HIV-Test. Die Virusinfektion ist heutzutage sehr gut behandelbar. In der Schwangerschaft geht es vor allem darum, dass das Virus nicht auf das Kind übertragen wird. Eine Infektion kann sowohl während der Zeit im Bauch über die Plazenta erfolgen als auch unter der Geburt oder in der Stillzeit. Durch die richtige Therapie lässt sich das Risiko deutlich senken, sodass weniger als ein Prozent der Kinder mit HIV-positiven Müttern selbst mit dem Virus zur Welt kommt. Viele Frauen wissen gar nicht, dass sie HIV haben, und erfahren es erst in der Schwangerschaft. Gerade wegen der guten Prognose solltet ihr diese Untersuchung auf jeden Fall machen lassen.

Der Blutdruck

Der Blutdruck wird bei jedem Vorsorgetermin gemessen. Am Anfang der Schwangerschaft kann er eher niedrig sein und gegen Ende der Schwangerschaft ansteigen. Weil das auch ein Anzeichen für eine schwangerschaftsbedingte Bluthochdruckerkrankung (Präeklampsie) sein kann, sollte der Blutdruck bei jedem Termin kontrolliert und die Werte im Auge behalten werden.

Doch wie kommt es überhaupt zu schwangerschaftsbedingtem Bluthochdruck? Das könnt ihr euch so vorstellen: Zu Beginn der Schwangerschaft nistet sich die Plazenta in die Gebärmutter ein. Das heißt, sie muss einen Ort finden, an dem sie sich anheften kann. Bei einigen Schwangeren klappt das nicht ausreichend und die Plazenta bleibt aufgrund einer unzureichenden Durchblutung zu klein. Damit das Kind über die Plazenta trotzdem ausreichend versorgt wird, steigt der Blutdruck der Schwangeren an. Ist der Anstieg zu hoch, kann das allerdings zu einer Gefäßschädigung sowie zu Leber- und Nierenfunktionsstörungen führen und im schlimmsten Fall eine Hirnblutung oder einen Schlaganfall bei der Schwangeren auslösen. Das soll natürlich vermieden werden. Deswegen ist es wichtig, einen zu hohen Blutdruck frühzeitig festzustellen und mit Medikamenten zu behandeln.

Eine (vorzeitige) Geburtseinleitung stellt die letzte Option dar, wenn alle anderen Mittel ausgeschöpft sind. Sobald das Baby und die Plazenta geboren sind, normalisiert sich der mütterliche Blutdruck wieder. Umgangssprachlich hört man oft den Begriff „Schwangerschaftsvergiftung“, wobei das nicht richtig ist, weil es sich medizinisch gesehen nicht um eine Vergiftung handelt.

Der Eisenwert

In Kapitel 1 hatten wir schon mal über Lucies niedrigen Eisenwert gesprochen, erinnert ihr euch? Eisen ist ein Spurenelement und maßgeblich an der Bildung der roten Blutkörperchen beteiligt. Diese sind wichtig, weil sie den Sauerstoff im Körper verteilen, den Mutter und Kind benötigen. Daher wird bei der Vorsorge regelmäßig der Hämoglobinwert (kurz Hb-Wert) geprüft, der Auskunft darüber gibt, ob genug Eisen im Blut vorhanden ist. Ist dies nicht der Fall, liegt eine Blutarmut (Anämie) vor und die sollte – wie bei Lucie – ausgeglichen werden. Zwar lässt sich der Mangel in den meisten Fällen relativ schnell korrigieren, trotzdem sollten die Werte weiterhin bis zur Geburt im Blick behalten werden. Schließlich kann es auch bei einer Geburt zu einem Blutverlust kommen. Ein hoher Eisenwert beugt einer Anämie vor und erleichtert den Start ins Wochenbett.

Das ärztliche Gespräch

Neben den medizinischen Untersuchungen geht es beim ersten Termin auch darum, dass sich die Ärztin bzw. der Arzt ein besseres Bild von der Schwangeren machen kann. Im Gespräch wird (noch mal) die Krankengeschichte besprochen, dabei geht es noch etwas tiefer und es werden Fragen zur Familiengeschichte, zum Beispiel zu vererbbaren Krankheiten, geklärt.

Dabei spielt auch der werdende Vater eine wichtige Rolle und kann einen wertvollen Beitrag zur Anamnese leisten, schließlich stammt die Hälfte der Gene von ihm. Es ist also wichtig, sich im Vorfeld schlauzumachen, ob es familiäre medizinische Themen gibt, die für die Schwangerschaft relevant sein könnten. Außerdem sind soziale Dinge, wie zum Beispiel der Beruf und was es in dieser Hinsicht in der Schwangerschaft zu beachten gilt, Themen des Kennenlerngesprächs.

Der Ultraschall

Die meisten Frauenärztinnen und -ärzte werfen beim ersten Termin auch einen Blick in die Gebärmutter. Meist ist zu diesem Zeitpunkt – das gilt vor allem für ganz frühe Schwangerschaftswochen – noch nicht viel vom Baby zu erkennen. Trotzdem ist der Ultraschall für die Einschätzung der Schwangerschaft wichtig. Zum einen kann festgestellt werden, wie viele Babys sich tatsächlich in der Gebärmutter eingenistet haben: Manchmal können es ja auch zwei oder sogar drei sein. Außerdem lässt sich erkennen, ob der Embryo sich innerhalb der Gebärmutter befindet, denn nur dort kann er wachsen und sich entwickeln.

Selten kommt es zu sogenannten Eileiterschwangerschaften, bei denen sich das befruchtete Ei nicht in der Gebärmutter, sondern im Eileiter einnistet. Dies sollte möglichst früh erkannt werden, um schwere Komplikationen zu verhindern.

Ist die Schwangerschaft schon etwas weiter fortgeschritten, etwa ab der 6. oder 7. Woche, ist im besten Fall auf dem Monitor auch schon ein kleines Flackern zu sehen: Das ist der Herzschlag des Babys!

Für viele eine Überraschung: In den ersten Schwangerschaftswochen wird der Ultraschall nicht über den Bauch durchgeführt, wie ihr es vielleicht aus Filmen kennt, sondern vaginal, also durch die Scheide. Manchen Frauen ist diese Untersuchung unangenehm, vor allem wenn sie in Begleitung zum ersten Termin in die gynäkologische Praxis kommen. Bei den Folgeterminen wird dann meist schon über den Bauch geschallt.

Das Errechnen des Termins

Beim ersten Praxisbesuch wird auch der Geburtstermin errechnet. Herauszufinden, wann das eigene Baby auf die Welt kommt, fand auch Lucie äußerst spannend. Dafür gibt es die sogenannte Naegele-Formel, anhand derer genau bestimmt werden kann, wann der errechnete Termin – abgekürzt ET – ist. Für die Berechnung nimmt man den ersten Tag der letzten Regel und addiert 9 Monate und 7 Tage – und kommt damit auf die regulären 40 Wochen einer Schwangerschaft. Tim und seiner Freundin ging bei diesen Zahlen ein Licht auf: Entgegen der weitverbreiteten Annahme, eine Schwangerschaft dauere 9 Monate, sind es in Zahlen ausgedrückt doch eher 10.

Ärzte und Hebammen sprechen übrigens nicht von Monaten, sondern meist von Schwangerschaftswochen. So behalten sie leichter den Überblick darüber, wie weit das Kind schon entwickelt ist. Das ist besonders bei Frühgeburten oder Übertragung (mehr dazu auf S. 159) eine wichtige Information.

Es lässt sich gut einteilen und berechnen, wann die 40 Schwangerschaftswochen um sind und das Baby wahrscheinlich auf die Welt kommen wird. Wann die Geburt tatsächlich beginnt, lässt sich nicht planen. Nur etwa vier Prozent der Kinder kommen genau zum errechneten Geburtstermin, der Rest verteilt sich auf die zwei Wochen vor dem ET und die Woche danach.

Weitere Vorsorgeuntersuchungen

Der Embryo hat es sich in der Gebärmutter gemütlich gemacht, der Rhesusfaktor ist bestimmt und der Geburtstermin errechnet – wie geht es jetzt weiter? Nach dem ersten Termin werden die Vorsorgeuntersuchungen regelmäßig wiederholt und finden etwa alle vier Wochen statt. Das gilt bis zur 32. Schwangerschaftswoche, danach verkürzt sich der Turnus auf 14 Tage bis zum errechneten Termin. Und wenn die Geburt noch auf sich warten lässt, werden die Kontrollen noch engmaschiger. Das hat auch Tims Freundin erlebt: Nachdem der errechnete Geburtstermin verstrichen war, wurde in der Praxis täglich kontrolliert, dass es ihr und dem Baby gut geht. Während die Vorsorge mit Urinabgabe, Blutdruckmessung, Gespräch und eventuellem Ultraschall in der Schwangerschaft immer ziemlich ähnlich abläuft, gibt es zu festgelegten Zeitpunkten doch einige Highlights.

Der Mutterpass

Meist bekommt man ihn beim zweiten Praxisbesuch um die 10. Schwangerschaftswoche: den Mutterpass. Ein kleines hellblaues Heft, in dem alle durchgeführten Vorsorgeuntersuchungen und deren Ergebnisse genau dokumentiert werden und der offiziell zeigt: »Ich bekomme ein Baby!« Nun liegt auch das Blutgruppenergebnis vom ersten Termin vor und die regelmäßigen Eintragungen können beginnen. Doch welche Daten werden festgehalten?

Zum einen werden dort alle medizinischen Daten vermerkt, also das, was sich im ersten Gespräch ergeben hat, zum Beispiel Vorerkrankungen oder familiäre Besonderheiten. Zum anderen werden nach jeder Vorsorgeuntersuchung die neuen Werte eingetragen.

Die Seiten 2 und 3 sind für die Ergebnisse der Laboruntersuchungen reserviert. Hier werden zum Beispiel der Rhesusfaktor und das Ergebnis des CMV-Tests (siehe Kapitel 1) vermerkt. Auch der Aufkleber für den HIV-Test findet hier Platz. Allerdings steht im Mutterpass lediglich, ob er stattgefunden hat, und nicht das Ergebnis, um eine Stigmatisierung zu vermeiden.

Klappt man den Mutterpass in der Mitte auf, entdeckt man eine Doppelseite, auf der eine große Tabelle zu sehen ist. Dort werden die Ergebnisse der Untersuchungen eingetragen, die regelmäßig gemacht werden: Blutdruck, Gewicht, Hb-Wert und die Urinwerte. So lässt sich auf einen Blick sehen, wie sich diese Werte im Laufe der Schwangerschaft entwickeln und ob es dabei Auffälligkeiten gibt. Auf den Seiten 10 und 11 werden die drei großen Ultraschalluntersuchungen dokumentiert: Screening 1, Screening 2 und Screening 3.

Der Mutterpass ist in der Schwangerschaft ein wichtiges Dokument und sollte stets griffbereit sein. In ihm befinden sich alle relevanten, aktuellen Daten zur Schwangerschaft und können, zum Beispiel bei einem Unfall, schnell von den Rettungskräften eingesehen werden. Aber nicht nur im Notfall, auch für einen selbst ist der Mutterpass ein kleiner Schatz.

Lucie hat ihn am Anfang täglich durchgeblättert und sich eine schöne Hülle dafür machen lassen. Natürlich bekam auch Tims Freundin in der Schwangerschaft einen Mutterpass und Tim war ein bisschen neidisch auf dieses besondere Dokument. Schließlich hat man als werdender Vater erst mal nichts zum Vorzeigen. Den vollgepinkelten Streifen vom Schwangerschaftstest will man ja niemandem unter die Nase halten. Als süße Geste bastelte seine Freundin ihm deswegen einen „Vaterpass“. Wer das für seinen Partner oder seine Partnerin nachmachen möchte, findet auf der nächsten Seite eine Kopiervorlage!

DER PARTNER*INNEN-PASS

Damit sich euer Partner bzw. eure Partnerin künftig auch „ordnungsgemäß" ausweisen kann, haben wir euch hier ein kleines DIY vorbereitet. Am besten kopieren, ausschneiden, zusammenkleben, falten und ausfüllen. Viel Spaß damit!

ausgestellt am:

____

von:

____

PARTNER*INNEN-PASS

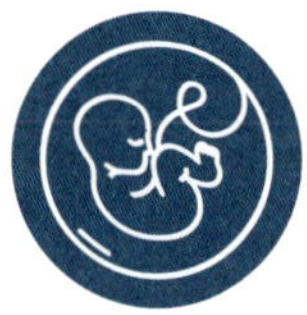

[Bitte hier falten.]

Persönliche Angaben

Name ______________________

Vorname ______________________

Alter ______________________

Familienstand ______________________

Erfahrung als Vater / Mutter

- ◯ Anfänger*in
- ◯ Fortgeschrittene*r
- ◯ Profi
- ◯ ______________________

Wichtige Termine

Schwangerschaft festgestellt am:

____

Errechneter Geburtstermin:

____

Nähere Angaben zum Kind

- ◯ Mädchen
- ◯ Junge
- ◯ Zwillinge
- ◯ ______________________

[Bitte hier falten.]

Die weiteren Ultraschalluntersuchungen

Offiziell gibt es drei Ultraschalluntersuchungen, die auch in den Mutterpass eingetragen werden. Das können wirklich schöne Termine sein, auch für die Partnerin oder den Partner, denn da kann man das Kind richtig sehen und seine Entwicklung mitverfolgen. Diese drei Untersuchungen sind nach den Mutterschaftsrichtlinien festgelegt und ganz grob gesagt für die 10., 20. und 30. Schwangerschaftswoche vorgesehen.

Tims Favorit war der zweite große Ultraschall, der in der 19. bis 22. Schwangerschaftswoche stattfindet. In dieser Zeit ist das Baby schon richtig als kleiner Mensch erkennbar und auch die Organe sind in diesen Wochen gut sichtbar und werden ganz genau unter die Lupe genommen. Die Gynäkologin oder der Gynäkologe schaut, ob diese korrekt angelegt sind und sich normal entwickeln. Wer zum Beispiel eine Haus- oder Geburtshausgeburt plant oder sein Kind an einem anderen Ort zur Welt bringen will, wo es keine kinderärztliche Versorgung gibt, sollte dafür möglichst wissen, dass das Kind ohne Fehlbildung zur Welt kommt.

Um die 30. Schwangerschaftswoche findet der dritte große Ultraschall statt. Bei diesem letzten Ultraschall werden noch mal alle Organe angeschaut. Vor allem geht es darum, sicherzustellen, dass das Kind gut wächst und sein Schätzgewicht für die aktuelle Schwangerschaftswoche ausreichend ist.

Übrigens: Manche haben Sorge, dass häufige Ultraschalluntersuchungen dem Kind oder der Schwangeren schaden könnten. Dafür gibt es nach aktuellem wissenschaftlichen Erkenntnisstand aber keinerlei Belege: Bildgebung mit Ultraschallwellen ist eine seit vielen Jahren erprobte und sichere Untersuchungsmethode.

Der Diabetes-Test

Zwischen der 24. und 28. Woche, das ist meist der vierte oder fünfte Vorsorgetermin, können Schwangere einen Diabetestest machen, zunächst den sogenannten „kleinen Test“. Man muss dazu auch nicht nüchtern (das heißt mit leerem Magen) in die Praxis kommen. Der Test erfordert nur, dass man eine Zuckerlösung trinkt. Sollte dieser erste Test auffällig sein oder liegen andere Risikofaktoren wie Übergewicht, hoher Blutdruck oder Diabetes in einer vorangegangenen Schwangerschaft vor, folgt der große Test, für den man nüchtern, also ohne Frühstück, in die Praxis kommen muss. Wie genau dieser abläuft, was Schwangerschaftsdiabetes eigentlich ist und wie Betroffene damit umgehen können, besprechen wir ausführlich in Kapitel 4.

Das CTG

Ab der 30. Schwangerschaftswoche, findet auch das erste CTG statt. CTG steht für Cardio-, die Herztöne, -toco-, die Wehentätigkeit, und -graf bezieht sich darauf, dass die Herzfrequenz des Kindes und die Wehentätigkeit der Schwangeren grafisch auf einem Blatt Papier dargestellt werden. Auf Deutsch heißt das Gerät übrigens Wehenschreiber. Dafür bekommt die Schwangere einen Gurt um den Bauch. Das CTG selbst ist aber nicht der Gurt, sondern die Knöpfe, die darunterliegen.

Wofür ist diese Untersuchung gut? Wenn die Herztöne auf dem CTG unauffällig sind, heißt das aus ärztlicher Sicht, dass es dem Kind gut geht. Wenn das CTG dagegen Auffälligkeiten zeigt, heißt das im Gegenzug nicht automatisch, dass es dem Kind schlecht geht. Medizinisch betrachtet kommt es häufiger vor, dass ein CTG auffällige Muster zeigt, obwohl es dem Kind gut geht. Dann werden weitere Untersuchungen, wie zum Beispiel ein Ultraschall, durchgeführt – je nachdem, in welcher Phase der Schwangerschaft oder der Geburt sich die Schwangere gerade befindet.

Neben den Herztönen misst das CTG auch die Wehentätigkeit der Schwangeren. Zwar solltet ihr so lange vor dem errechneten Termin noch keine regelmäßigen Wehen haben, aber schon in diesen Wochen kann ein erstes Ziehen auftreten. Das CTG zeigt dann, wie stark das Ziehen ist, und in den allermeisten Fällen auch, dass es sich noch nicht um echte Wehen handelt. Auch unter der Geburt wird ein CTG geschrieben. Das ärztliche Team möchte dann vor allem wissen, wann die Herztöne auffällig sind: mit oder nach der Wehe. So können die medizinischen Helfer entscheiden, ob es sich um den normalen Ablauf einer Geburt handelt oder ob etwas mit der Sauerstoffversorgung des Kindes nicht stimmt.

Übrigens: Nicht erschrecken, wenn das Herz des Babys rast. 110 bis 160 Schläge pro Minute (bpm: „beats per minute") ist eine normale Frequenz für ein ungeborenes Baby. Erwachsene haben im Vergleich dazu einen deutlich ruhigeren Puls mit etwa 80 Schlägen pro Minute. Je größer das Herz wird, desto langsamer schlägt es. In der 10. Schwangerschaftswoche ist das Herz eines Kindes nur etwa vier Millimeter groß und muss daher superschnell schlagen, um genug Blut durch den kleinen Körper zu pumpen, 180 bpm sind keine Seltenheit. Gegen Ende der Schwangerschaft, wenn das Herz gewachsen ist, sind es noch um die 120 bpm.

Die Hebamme

Grundsätzlich können alle Vorsorgetermine bei der Frauenärztin oder dem Frauenarzt stattfinden. Aber auch eine Hebamme könnt ihr jetzt schon miteinbinden. Sie bietet ebenfalls das volle Programm der Vorsorge an: von Blutabnehmen über den Urintest bis zum Abhören der Herztöne des Babys. Das Einzige, was in der Hebammenpraxis nicht stattfindet, ist der Ultraschall. Die drei großen Screenings finden also in der ärztlichen Praxis statt. Einige Schwangere entscheiden sich für ein Wechselmodell, bei dem die Vorsorge immer abwechselnd von der Ärztin bzw. dem Arzt und der Hebamme durchgeführt wird.

Hebammen sind alle unterschiedlich tätig: Es gibt die Vorsorgehebammen, die Geburtshebammen und die Nachsorgehebammen. Die Vorsorgehebamme macht, wie der Name schon sagt, die Vorsorgetermine. Oft bietet sie auch die Nachsorge mit an, also die Betreuung im Wochenbett. Wenn ihr euch für eine Geburt im Krankenhaus entscheidet, betreut euch dort eine Geburtshebamme. Das ist entweder die Hebamme, die im Krankenhaus arbeitet und gerade Schicht hat, oder ihr bucht euch in ein sogenanntes Belegsystem ein. Die Beleghebamme arbeitet selbstständig und belegt – also mietet quasi – im Krankenhaus das Geburtszimmer und den Kreißsaal. Gut zu wissen: Die Beleghebamme ist im Gegensatz zur Vor- und Nachsorgehebamme sowie der krankenhauseigenen Geburtshebamme eine Selbstzahlerleistung. Die Krankenkasse steuert nur einen kleinen Teil zu den anfallenden Kosten bei.

Neben der Geburt im Krankenhaus gibt es – wenn medizinisch nichts dagegenspricht – noch die Möglichkeit, zu Hause oder in einem Geburtshaus zu entbinden. Egal, für welche Variante der Hebammenversorgung ihr euch entscheidet, ihr solltet euch sehr früh um eine Hebamme kümmern, denn die Geburtshelferinnen sind oft für mehrere Monate ausgebucht.

So viele Termine – muss das sein?

Ihr könnt alles machen, aber ihr müsst nichts davon tun. Eine Schwangerschaft ist sowieso ein kleines Wunder. Dass es dabei auch mal anders laufen kann, ist wenig erstaunlich. Die beschriebenen Untersuchungen können hier frühzeitig Klarheit schaffen und Behandlungen ermöglichen. Es ist aus ärztlicher Sicht also nicht ratsam, die angebotenen Untersuchungen auszulassen. Wenn man die Leitlinie, die im Februar 2023 erschienen ist, mit einbezieht, könnte man eventuell auf das CTG vor der Geburt verzichten. Das bringt nämlich in der Vorsorge keinen Mehrwert für Mutter und Kind, wenn kein Risiko besteht.

In diesem Kapitel haben wir nun die Vorsorgestandards bis zur Geburt besprochen. Sollte es allerdings Auffälligkeiten geben, stehen weitere Untersuchungsmöglichkeiten zur Verfügung: die sogenannte Pränataldiagnostik. Dabei geht es um die Gesundheit eures Babys und wie man während der Schwangerschaft schon Fehlbildungen erkennen kann. Welche Untersuchungen es gibt und was euch dabei helfen kann, zu entscheiden, was ihr in Anspruch nehmen wollt und was nicht, das erfahrt ihr im nächsten Kapitel.

Und wenn ihr jetzt denkt, „Oje, so viele Untersuchungen. Bestimmt ist irgendwann mal etwas auffällig!“, können wir euch beruhigen: In den allermeisten Fällen ist wirklich alles gut!

Das erste Ultraschallbild

[Hier ist Platz
zum Einkleben.]

Kapitel 3

Die Pränatal-diagnostik

In diesem Kapitel geht es um das Thema Pränataldiagnostik. Gleich vorweg: Die allermeisten Kinder – circa 95 Prozent – kommen vollkommen gesund zur Welt. Erst mal erklären wir euch, was genau man unter Pränataldiagnostik versteht. Wann wird sie durchgeführt und für wen ist sie relevant? Anschließend geht es um die vier häufigsten Missverständnisse rund um die vorgeburtlichen Untersuchungen. Wichtig ist, dass ihr gut informiert eine Entscheidung treffen könnt, ob ihr diese Untersuchungen machen möchtet oder nicht, denn Pränataldiagnostik ist keine Pflicht.

Ob man sich für oder gegen die Möglichkeiten der Pränataldiagnostik entscheidet, ist eine sehr persönliche Angelegenheit. Es ist wichtig, sich dabei von niemandem reinreden zu lassen. Wenn man für sich entscheidet, einen Test zu machen, dann ist das so. Und wenn man für sich entscheidet, keinen Test zu machen, dann ist das auch so. Es ist egal, was Freundinnen oder Verwandte davon halten, sondern es ist wichtig, bei sich und seinen Einstellungen zu bleiben. Das ist der erste Schritt zur Elternschaft: Genau das muss man anschließend auch permanent tun: Verantwortung übernehmen und sich dabei nicht von anderen verunsichern lassen.

Kleiner Disclaimer: Die Pränataldiagnostik kann auch ethisch-moralisch diskutiert werden. Wir wollen uns hier auf die medizinische Sicht fokussieren und die diagnostischen Möglichkeiten besprechen.

Präna … was?

Zunächst eine kurze Begriffsklärung: „Pränatal“ heißt „vor der Geburt“ und „Diagnostik“ bedeutet ursprünglich soviel wie „Erkenntnis“. Zusammengefasst geht es also um Untersuchungen, die vor der Geburt stattfinden – sowohl solche des Kindes als auch der Schwangeren.

Wenn wir aber über die Pränataldiagnostik sprechen, dann meint das oft etwas anderes: nämlich spezielle Untersuchungen, die zusätzlich zu den regulären Vorsorgeuntersuchungen gemacht werden können. Dazu zählen sowohl nicht-invasive Untersuchungen, wie beispielsweise ein zusätzlicher Ultraschall oder ein Bluttest, als auch invasive – also in den Körper eingreifende – Diagnosemethoden wie die Fruchtwasseruntersuchung.

An dieser Stelle müssen wir euch ganz deutlich sagen: Es gibt keine nicht-invasive Untersuchung, die wirklich aussagt, dass euer Kind ganz gesund ist. Es ist eher ein Ausschlussverfahren, bei dem der Spezialist oder die Spezialistin für Ultraschalldiagnostik euer Baby untersucht. Wenn keine Auffälligkeiten sichtbar sind, ist die Wahrscheinlichkeit hoch, dass alles in Ordnung ist.

Die Pränataldiagnostik bieten Ärztinnen und Ärzte an, die einen speziellen Schwerpunkt in diesem Bereich haben. Mit etwas Glück ist das eure eigene Gynäkologin oder euer Gynäkologe. Inzwischen haben sich aber auch Pränatalzentren etabliert, in denen sich Ärztinnen und Ärzte nur mit diesem Thema beschäftigen.

Wie bereits erwähnt, sind diese Untersuchungen eine Möglichkeit, aber keine Verpflichtung. Als Patientin und Patient hat man das Recht auf Nichtwissen. Lucie und ihr Partner haben sich beispielsweise bewusst dagegen entschieden und keine zusätzlichen Untersuchungen in Anspruch genommen. Für Tim und seine Freundin war es hingegen wichtig, die Pränataldiagnostik zu nutzen, um sich – im Falle einer auffälligen Diagnose – bestmöglich auf den Umgang damit vorbereiten zu können.

Wichtig ist also auch, sich im Vorfeld Gedanken zu machen, was eine solche Diagnose für einen selbst bedeuten könnte und wie man damit umgehen möchte.

INFO

Wann finden die Untersuchungen statt?

Bestimmte Untersuchungen der Pränataldiagnostik sind an feste Zeitfenster gebunden. Das ist wichtig, damit die Ergebnisse gut vergleichbar sind und Auffälligkeiten frühzeitig erkannt werden. Dazu gehört vor allem das Ersttrimesterscreening, das etwa in der 12. Schwangerschaftswoche angeboten wird, aber auch der Organultraschall (auch Fehlbildungsultraschall oder Feindiagnostik) um die 20. Woche sowie ein erweiterter Ultraschall um die 30. Schwangerschaftswoche, bei dem vor allem die weitere Entwicklung des Kindes beurteilt wird. Diese Untersuchungen liegen zeitlich nahe an den regulären Vorsorgeterminen, die wir euch bereits in Kapitel 2 vorgestellt haben.

Warum werden sie durchgeführt?

Bei Lucie war das Alter ausschlaggebend dafür, dass das Thema Pränataldiagnostik aufkam. Zum Zeitpunkt ihrer Schwangerschaft war sie über 35 Jahre alt. Ab diesem Alter wird aus ärztlicher Sicht oftmals zur Pränataldiagnostik geraten, weil mit zunehmendem Alter der Schwangeren das Risiko für Trisomien (Veränderungen der Chromosomen) beim Embryo steigt. Zwar ist der 35. Geburtstag nicht der Kippschalter, sodass vorher gar kein Risiko besteht bzw. danach das Risiko extrem hoch ist. Aber mit jedem Jahr, das die werdende

Mutter älter wird, steigt auch das Risiko, dass bestimmte genetische Auffälligkeiten (Trisomie 13, 18 und 21) auftreten.

Doch wie ist es eigentlich mit dem Partner bzw. dem biologischen Erzeuger? Spielt dessen Alter auch eine Rolle? Ja, tatsächlich muss man auch das Lebensjahr des Mannes beachten. Zwar liegt die Grenze bei Männern etwas höher, nämlich bei etwa 50 Jahren, trotzdem weiß man, dass ab diesem Alter das Risiko für Neumutationen, also neu aufgetretene genetische Veränderungen, beim Kind ebenfalls steigt. Dabei spielen vor allem Kleinwuchs und andere schwerwiegende Skeletterkrankungen eine Rolle.

Die Kosten

Im Gegensatz zu den Ultraschallscreenings, die man auch im Mutterpass findet, sind die pränataldiagnostischen Ultraschalluntersuchungen im ersten Trimester Selbstzahlerleistungen. Das heißt die Krankenkasse übernimmt die Kosten im Normalfall nicht. Wie viel die einzelnen Untersuchungen kosten, kann variieren, ihr könnt aber grob zwischen 150 und 250 Euro kalkulieren.

Die vier häufigsten Missverständnisse

1 „Ist der NIPT unauffällig, ist das Kind gesund."

Jetzt müssen wir erst mal klären, was überhaupt der NIPT ist. NIPT steht für „nicht-invasiver Pränataltest" und ist eine Blutuntersuchung, bei der die Gene des Kindes im mütterlichen Blut untersucht werden. Im Blut befinden sich Zellen aus dem Mutterkuchen, der Plazenta, die dem Kind genetisch ähneln und die auf die Trisomien 13, 18 und 21 untersucht werden können. Mehrere Firmen bieten diesen Test unter verschiedenen Markennamen an. Seit Juli 2022 ist dieser Test bei entsprechender Indikation (= Grund bzw. „Angezeigtsein" einer bestimmtem medizinischen Maßnahme) eine Krankenkassenleistung, das heißt, die Kosten werden übernommen.

Das Missverständnis besteht darin, dass viele glauben, ein negatives Testergebnis sei die Garantie für ein gesundes Kind. Dabei kann der Test nur mit hoher Wahrscheinlichkeit angeben, ob eine Trisomie 13, 18 oder 21 vorliegt oder nicht. Man kann also nicht sagen: „Es ist gesund", sondern lediglich: „Das Testergebnis ist unauffällig und wahrscheinlich hat mein Kind keine Trisomie 13, 18 oder 21." Für Trisomie 21, Down-Syndrom, beträgt die Sicherheit bis zu 99 Prozent. Für die Trisomien 13 (Pätau-Syndrom) und 18 (Edwards-Syndrom) ist der Test etwas weniger aussagekräftig. Diese beiden Genveränderungen kommen deutlich seltener vor. Sie führen zu so schwerwiegenden Fehlbildungen, dass die Kinder häufig schon im Mutterleib versterben oder nur kurz lebensfähig sind. Für eine hundertprozentige Sicherheit wäre eine invasive Diagnostik nötig, zum Beispiel die Fruchtwasseruntersuchung.

Andersherum bedeutet ein auffälliger NIPT nicht zwangsläufig, dass ein Kind wirklich krank ist. Auch das ist sehr wichtig zu wissen. Natürlich ist man bei einem auffälligen Test erst mal verunsichert, das ist völlig normal. Ein zusätzlicher Ultraschall kann die Diagnose schärfen. Dabei wird verstärkt nach Auffälligkeiten gesucht, die auf eine dieser drei Erkrankungen hindeuten können. Es ist eher wahrscheinlich, dass ein Kind eine der drei Veränderungen hat, wenn die Schwangere älter ist oder das Kind eine Auffälligkeit hat. Bei einer jungen Patientin mit unauffälligem Ultraschallbefund besteht eine sehr hohe Chance, dass das Kind keine der drei Trisomien hat und das Testergebnis falsch ist. Andersherum: Je älter die Mutter ist, umso höher ist auch die Wahrscheinlichkeit, dass das Ergebnis bei einem auffälligen Befund richtig ist. Um sicher zu sein, gibt es das Angebot einer invasiven Abklärung: entweder mit einer Fruchtwasseruntersuchung oder der Punktion des Mutterkuchens. Dafür wird mit einer sehr dünnen Nadel über den Bauch in die Plazenta gestochen, um genetisches Material zu gewinnen. Das klingt sehr unangenehm, ist aber oft weniger schlimm, als man es sich vorstellt. Es dauert nur wenige Sekunden und wird unter Ultraschallsicht durchgeführt. Das heißt, die Ärztin oder der Arzt sieht genau, wo die Nadel hingeht. Natürlich bekommt man zuvor eine genaue Aufklärung zum Ablauf und zu den Risiken.

Zwar geht es beim NIPT darum, die Wahrscheinlichkeiten für Trisomien zu berechnen, aber auch das Geschlecht des Babys lässt sich damit bestimmen. Für viele werdende Eltern ist das eine reizvolle Information. Allerdings dürfen die Ärztinnen und Ärzte das Geschlecht erst nach der 14. Schwangerschaftswoche bekannt geben. Wichtig zu wissen: Wenn man den NIPT macht, nur um das Geschlecht zu wissen, wird auch immer die Untersuchung auf die Trisomien 13, 18, 21 durchgeführt. Hier sollte man abwägen, ob man diese Untersuchungen in Kauf nimmt und wie man mit einem eventuell auffälligen Ergebnis umgehen würde. Aus ärztlicher Sicht ist es nicht ratsam, den Test nur wegen des Geschlechts zu machen.

2 „Das Down-Syndrom spielt eine sehr große Rolle in der Pränataldiagnostik."

Bei dieser Aussage fühlt sich Tim ertappt. Als er während der Schwangerschaft mit seiner Freundin über die Pränataldiagnostik sprach, ging es in erster Linie um Trisomie 21. Das Down-Syndrom ist zwar eine der bekanntesten genetischen Veränderungen, allerdings ist sie nicht die häufigste Veränderung des Kindes bei der Geburt.

Wenn wir uns einen Raum mit 350 schwangeren Frauen vorstellen, die alle 35 Jahre alt sind, dann ist statistisch ein Kind mit Trisomie 21 in dieser Gruppe. Wenn wir uns einen anderen Raum mit nur 100 Schwangeren vorstellen, hat statistisch gesehen eines dieser Kinder einen angeborenen Herzfehler. Und diese Frauen, das ist das Besondere, sind alle unterschiedlich alt. Denn die Diagnose hat nichts mit dem Alter der Mutter zu tun. Dass ein Herzfehler bei einem Ungeborenen entdeckt wird, ist also deutlich häufiger, als dass ein Kind das Down-Syndrom hat. Deswegen wird bei der Pränataldiagnostik vor allem auf organische Fehlbildungen geschaut, zum Beispiel am Herzen, denn die sind im Praxisalltag sehr viel häufiger als die Trisomie 21. Nach dem Herz sind übrigens Nierenveränderungen, wie zum Beispiel eine Nierenzyste oder eine Veränderung des Nierenbeckens, die zweithäufigste Fehlbildung, die aber oft gar nicht behandelt werden muss.

Einige Herzfehler müssen nachgeburtlich, also nachdem das Kind geboren ist, behandelt werden. Ein Prozent aller Menschen wird mit einem kleinen Loch in der Herzscheidewand geboren. Erfreulicherweise muss bei diesen Kindern meistens außer einer regelmäßigen Kontrolle überhaupt nichts gemacht werden, denn sehr oft verschließt sich das Loch von ganz alleine.

Es gibt aber auch Herzfehler, die direkt nach der Geburt operiert werden müssen. Das sind vor allem Herzfehler, die die großen Gefäße betreffen, denn die bringen sauerstoffreiches Blut in den Kopf bzw. sauerstoffarmes Blut in die Lunge. Und wenn eines dieser Gefäße eine Verengung hat, gar nicht richtig weitergeht oder vertauscht ist, muss das betroffene Kind direkt nach der Geburt operiert werden, meist in den ersten Lebenstagen. Bei anderen Herzfehlern ist durchaus mehr Zeit. Für euch ist es daher sehr wichtig zu wissen, ob euer Kind betroffen ist, damit ihr den richtigen Geburtsort wählen könnt. In diesem Fall wäre das eine Klinik mit angeschlossener Kinderherzchirurgie.

Erste Anhaltspunkte liefern die großen Screenings aus Kapitel 2, die in den Mutterschaftsrichtlinien vorgeschrieben sind. Dabei spielt das Herz eine wichtige Rolle, die Herzkammern und Vorhöfe werden genau angeschaut. Auch ein erhöhtes familiäres Risiko, wie zum Beispiel angeborene Herzerkrankungen, wird abgefragt. Dann schaut die behandelnde Ärztin bzw. der behandelnde Arzt noch mal genauer nach oder schickt euch weiter zur Pränataldiagnostik.

Wie wichtig diese Untersuchungen sind, zeigt beispielhaft die Geschichte einer kleinen Patientin namens Emilia, die wir hier mit euch teilen möchten: Die Ultraschalluntersuchungen zeigten eine Veränderung der großen Gefäße. Ein Gefäß, das sauerstoffreiches Blut in den Kopf bringt, war nicht durchgängig. Dank der Untersuchungen kam das Kind in einem Krankenhaus mit angeschlossener Kinderherzchirurgie zur Welt. Schon am achten Lebenstag wurde das Mädchen operiert. Inzwischen ist Emilia drei Jahre alt und es ist davon auszugehen, dass sie ein ganz unauffälliges Leben vor sich hat.

3 „Wir brauchen keine Pränataldiagnostik. Wir nehmen das Kind einfach so, wie es ist."

Nun kommen wir zum dritten Missverständnis: Viele sagen, dass sie die Pränataldiagnostik gar nicht brauchen, denn sie nehmen das Kind einfach so, wie es ist. Ein Schwangerschaftsabbruch kommt überhaupt nicht infrage. Genau so, erinnert sich Lucie, haben auch sie und ihr Partner auf das Angebot für die Pränataldiagnostik reagiert. Es geht aber nicht nur um die Frage, ob eine Schwangerschaft fortgeführt wird oder nicht. Vielmehr kann es auch darum gehen, sich ganz bewusst für den besten Geburtsort zu entscheiden und dadurch das Leben des Kindes zu verbessern.

Ein Schwangerschaftsabbruch ist also nur eine der Optionen, die aus der Pränataldiagnostik resultieren können. Die ärztliche Aufgabe besteht in einem solchen Fall darin, dazu beizutragen, dass alle Informationen vorliegen, die gebraucht werden, um wirklich informiert eine solche Entscheidung treffen zu können.

Aber genauso wichtig sind die Methoden der Pränataldiagnostik beispielsweise für Kinder mit Herzfehlern. Denn eine vorgeburtliche Diagnose kann ihr Leben positiv beeinflussen.

Es ist zum Beispiel möglich in der 20. Schwangerschaftswoche zur Feindiagnostik zu gehen und zu sagen: „Ich bin hier, weil ich wissen möchte, ob mein Kind einen Herzfehler hat, denn ich plane – zum Beispiel – im Geburtshaus zu entbinden. Ich möchte aber keine Hinweiszeichen auf das Down-Syndrom untersucht haben." Das heißt, man kann vorher ganz genau absprechen, was man wissen möchte und was nicht.

4 „Pränataldiagnostik ist unnötig, weil man ohnehin nichts machen kann, wenn das Ergebnis auffällig ist."

Das erste Argument gegen dieses Missverständnis haben wir bereits erwähnt: Wenn man weiß, dass das Kind eine Organveränderung hat, kann man den Geburtsort bewusst wählen und so die bestmöglichen Bedingungen schaffen. Tatsächlich gibt es aber auch die Möglichkeit, das Kind schon vor der Geburt zu behandeln. Bei ganz seltenen Erkrankungen werden in hochspezialisierten Zentren bereits im Mutterleib Operationen durchgeführt. Dafür ist natürlich eine genaue Diagnose notwendig.

Aber nicht nur das Baby, auch die Mutter ist ein Teil der Schwangerschaft und kann ebenfalls erkranken. Vielleicht erinnert ihr euch noch an die Präeklampsie aus Kapitel 2. Zwei bis drei Prozent sind in einer frühen Phase der Schwangerschaft von einer Präeklampsie betroffen. Und diese entwickeln einen Bluthochdruck, der so ausgeprägt ist, dass eine weitere Therapie nicht mehr möglich ist und nur noch eine Entbindung in Betracht kommt. Die frühe Präeklampsie ist einer der häufigen Gründe für eine Frühgeburt vor der 32. Schwangerschaftswoche – also über acht Wochen vor dem errechneten Termin. Für die Schwangere selbst stellt der hohe Blutdruck ebenfalls ein Risiko dar, Hirnblutungen und Krampfanfälle können zum Beispiel die Folge sein.

Es gibt ein Screening, um herauszufinden, ob das Risiko, Bluthochdruck in der Schwangerschaft zu bekommen, erhöht ist. Das ist in der 12. Schwangerschaftswoche, also auch im Rahmen des Ersttrimesterscreenings. Sollte ein erhöhtes Risiko erkannt werden, kann die Einnahme von Aspirin eine Lösung sein. Zwar wird von höheren Dosen des Medikaments in der Schwangerschaft abgeraten, aber in der Dosierung, die gefunden wurde, um die Erkrankungswahrscheinlichkeit zu reduzieren, kann und sollte es bis vier Wochen vor dem errechneten Termin eingenommen werden. Damit lässt sich das Auftreten der frühen Präeklampsie um 80 Prozent verhindern.

Die Nackenfaltenmessung

Eine weitere bekannte pränatale Untersuchung ist die Nackenfaltenmessung, die ebenfalls mittels Ultraschall durchgeführt wird. Wobei die Bezeichnung etwas irreführend ist, denn technisch betrachtet ist es keine Falte. Es handelt sich um Flüssigkeit im Nackenbereich, die im Ultraschall schwarz erscheint. Daher verwenden Ärzte den Begriff „Nackentransparenz“. Je weniger Flüssigkeit, also je kleiner der Wert bei der Messung ist, desto geringer ist die Wahrscheinlichkeit, dass eine Auffälligkeit vorliegt. Je breiter dieser Bereich, also je mehr Flüssigkeit im Nacken des Kindes ist, desto wahrscheinlicher ist es, dass eine Erkrankung vorliegt.

Auch hier geht es nicht ausschließlich um Trisomie 21, denn auch andere Erkrankungen, wie zum Beispiel ein Herzfehler, können zu einer höheren Flüssigkeitsmenge führen. Im Grunde kann man, wenn man diese Untersuchung machen lässt und die Nackentransparenz sehr dünn ist, davon ausgehen, dass das Kind lebend geboren wird und gesund ist. Für die Messung gibt es nur einen sehr kurzen Zeitraum, der um die 12. / 13. Schwangerschaftswoche herum liegt.

TIPP

Plant in dieser Zeit keinen Urlaub. Tim war mit seiner Freundin unterwegs und so haben sie die Möglichkeit für diese Untersuchung in der ersten Schwangerschaft verpasst.

Schwangerschaftsabbrüche

Dieses Thema gehört unweigerlich zur Pränataldiagnostik dazu, auch wenn es ein sensibles Thema ist – das ist uns bewusst. Aber wir wollen euch bestmöglich aufklären.

In Bezug auf Schwangerschaftsabbrüche hat man in Deutschland verschiedene Optionen: Zum einen den nichtmedizinischen Schwangerschaftsabbruch, bei dem eine Schwangere in den ersten drei Monaten selbst entscheiden kann, ob sie die Schwangerschaft fortsetzt oder nicht. Zum anderen den medizinischen Schwangerschaftsabbruch, um den es im Bereich der Pränataldiagnostik vorrangig geht. Tatsächlich ist dabei weniger die Frage, ob und was das Kind hat, sondern eher, wie es der Schwangeren damit geht und wie belastet sie ist.

In Deutschland – und da sind wir in Europa eines der eher offenen Länder – gibt es keinen konkreten Zeitpunkt, ab dem eine Schwangerschaft nicht mehr beendet werden kann. Die Methode der Beendigung hängt allerdings von der bisherigen Schwangerschaftsdauer ab. In den ersten 14 Wochen kann ein Schwangerschaftsabbruch operativ durchgeführt werden, und zwar als Absaugung. Aber auch eine „kleine Geburt" ist eine Option, bei der der Fötus vaginal entbunden wird. Nach 14 Wochen ist ein operativer Eingriff nicht mehr möglich, dann kommt das Kind vaginal zur Welt. Dabei ist es – abhängig von der Schwangerschaftswoche – kleiner als zum errechneten Geburtstermin und die Geburt geht meist deutlich schneller. Die Frau hat in der Regel weniger Schmerzen und kann andere Schmerzmittel bekommen, sodass es eine leichtere Geburt werden kann. Das Kind kommt tot zur Welt, man spricht auch von einer stillen Geburt. Trotzdem ist es möglich, Abschied zu nehmen. Zum einen körperlich durch die Geburt selbst, zum anderen durch die Möglichkeit, das Kind nach der Geburt anzuschauen und sich aktiv zu verabschieden. Es geht darum, eine tröstliche Erinnerung zu schaffen. Es ist hilfreich, wenn man sich „erlaubt", traurig darüber zu sein, dass das Kind tot geboren wurde. Trotzdem oder vielleicht genau deshalb kann es ein schöner Abschied sein, den man für immer im Herzen trägt.

Wenn ihr nach diesem Kapitel jetzt denkt, „Oje, wir haben keine Ahnung, wie wir uns entscheiden sollen", dann nehmt euch einfach ganz in Ruhe Zeit. Wir sind sicher, dass ihr euren eigenen richtigen Weg findet. Nicht vergessen: In den allermeisten Fällen ist wirklich alles gut!

MANUELAS SICHT DER DINGE

Nach vielen Jahren, die ich diesen Job mache und Schwangere und ihre Partnerinnen und Partner begleite, wird es nicht leichter für mich, wenn ich etwas Auffälliges bei den Untersuchungen entdecke. Ich weiß zwar nicht, wie es ganz individuell für diese Menschen werden wird, aber ich weiß, dass es anders sein wird, als es gedacht war. Es bedeutet, sich auf Dinge einzustellen, die man so gar nicht überlegen wollte. Ich versuche, ihnen sehr viele Informationen zu geben und zu schauen, was sie brauchen: Mehr emotionale Unterstützung oder mehr Informationen? Dann gibt es noch andere Ärztinnen und Ärzte, die auch mit ihnen sprechen werden und die sie informieren, was die Diagnose ganz konkret für das Leben des Kindes und auch für die Schwangere – und eventuell die Partnerin oder den Partner – bedeutet und wie man ganz individuell damit umgehen möchte. Es gibt genug Zeit, alles zu besprechen, und gemeinsam lässt sich immer der richtige Weg für einen selbst finden.

MINI-TAGEBUCH 1. TRIMESTER

Die ersten Schwangerschaftswochen sind aufregend – alles ist noch neu und ungewohnt. Hier könnt ihr festhalten, was alles passiert ist – eine schöne Erinnerung für später!

Termine & Verabredungen

Organisatorisches

Gedanken & Gefühle

Das war das Schönste am 1. Trimester:

Was sonst noch wichtig war:

Lieblingsfoto aus dem 1. Trimester

[Hier ist Platz zum
Einkleben eines Fotos.]

Kapitel 4

Die körperlichen Veränderungen

Schon in Kapitel 1 haben wir die körperlichen Veränderungen angesprochen. Jetzt wollen wir das Ganze noch mal vertiefen: Was genau regeln die Hormone? Wie viel Zunehmen ist – medizinisch gesehen – bis zum Ende der Schwangerschaft okay? Und gibt es den Schwangerschaftsglow und ein Wundermittel gegen Dehnungsstreifen wirklich? Außerdem geht es um Schwangerschaftsdiabetes: wie er entdeckt wird und wie man damit umgeht. Wir gehen die ganze Palette der körperlichen Veränderungen durch – vom Anfang der Schwangerschaft bis zur Geburt.

Was die Schwangerschaft mit sich bringt

Los geht es gleich zu Beginn der Schwangerschaft mit der hormonellen Umstellung und die kann die Gemütslage ganz schön beeinflussen. Die meisten Frauen haben bestimmt schon mal bemerkt, dass die Stimmung sich in der zweiten Zyklushälfte verändert hat. Das liegt daran, dass der weibliche Zyklus vor allem durch zwei Hormone – Östrogen und Progesteron – beeinflusst wird und in der zweiten Hälfte ein Hormon deutlich stärker vorhanden ist als das andere. Es gibt also ein Ungleichgewicht. Ganz ähnlich verhält es sich im Körper in der frühen Schwangerschaft. Diese ist nämlich wie die zweite Zyklushälfte vor allem durch das Hormon Progesteron bestimmt. Und das kann beispielsweise Gereiztheit oder Stimmungsschwankungen auslösen. Gerade in den ersten Wochen der Schwangerschaft sorgt dieses Ungleichgewicht für ein richtiges Auf und Ab der Gefühle.

Schwangerschaftsglow

Ist diese erste Phase überstanden, folgt bei vielen ein richtiger Energieschub. Auch Lucie erinnert sich: „Ich habe im fünften und sechsten Monat noch mal den Kartoffelacker im Garten umgegraben“, erinnert sie sich. Neben der Energie, die zurückkehrt, werden viele Schwangere auf ihr rosiges Gesicht angesprochen, oft fällt auch das Wort „Schwangerschaftsglow“. Dafür gibt es tatsächlich eine medizinische Erklärung, nämlich die verbesserte Durchblutung. Vielleicht erinnert ihr euch noch an Kapitel 1, in dem wir erklärt haben, dass sich die Gefäße im Körper weiten, um das Kind besser mit Sauerstoff versorgen zu können. Das passiert natürlich auch im Gesicht und lässt es rosig erscheinen. Auch die Haare wirken in der Schwangerschaft oft gesünder und kräftiger, weil weniger ausfallen. Das muss aber durchaus nicht bei allen sein. Viele nehmen überhaupt keinen Glow an sich selbst wahr – und auch das ist vollkommen normal und in Ordnung.

Übelkeit

Noch ein großes Thema – vor allem in der Frühschwangerschaft – ist die Übelkeit. Dafür verantwortlich ist das Schwangerschaftshormon hCG, das zu Beginn der Schwangerschaft in die Höhe schießt. Etwa ab der 12. Schwangerschaftswoche sinkt das hCG langsam wieder ab und wird durch andere Hormone ersetzt. Dann geht in der Regel auch die Übelkeit zurück. Bei einer Zwillingsschwangerschaft ist Übelkeit oft ein größeres Thema, denn es gibt ja zwei Mutterkuchen, die zusammen die doppelte Menge hCG produzieren. Es gibt aber auch Schwangere, die gar keine Probleme haben. Es ist wirklich sehr individuell, ob und wie sehr man davon betroffen ist. Bei einigen Frauen geht die Schwangerschaftsübelkeit über ein flaues Gefühl im Magen hinaus und sie müssen sich oft erbrechen. Diese Symptomatik nennt sich Hyperemesis gravidarum. Das „hyper" heißt „zu viel", „emesis" bedeutet „Erbrechen" und „gravidarum" verweist auf die Schwangerschaft. Es ist also ein zu viel Erbrechen in der Schwangerschaft. Wenn die Übelkeit über ein erträgliches Maß hinausgeht oder man sich nicht gut fühlt, sollte man seine Ärztin oder seinen Arzt aufsuchen. Bei manchen Frauen ist die Hyperemesis gravidarum so ausgeprägt, dass sie im Krankenhaus behandelt werden muss, weil zum Beispiel Infusionen über die Vene nötig sind.

TIPP

Sich häufig erbrechen zu müssen, ist unangenehm genug. Wenn der Magen bereits leer ist, umso schlimmer. Etwas Wasser zu trinken, bevor es losgeht, kann helfen, den Vorgang erträglicher zu machen. Wer die Möglichkeit hat, sollte sich einen festen Rückzugsort für die plötzliche Übelkeit schaffen: Habt ihr z.B. ein Gäste-WC, könnte das für die werdende Mama „reserviert" werden. Das nimmt den Stress raus, wenn es schnell gehen muss.

Zusätzlich kann die Geruchswahrnehmung in der Schwangerschaft sehr sensibel sein, was die Übelkeit begünstigt. Zur Geruchsempfindlichkeit gibt es nur wenige Studien, doch sie zeigen, dass diese meist erst später in der Schwangerschaft auftritt, nicht gleich am Anfang. Generell kommt sie aber eher selten vor. Richtige Beweise gibt es dafür aber nicht.

Brustspannen

Viele Frauen bemerken schon sehr früh, dass sich ihre Brüste verändern. Diese bereiten sich schon auf das mögliche spätere Stillen des Kindes vor. Sie werden größer und empfindlicher, manchmal spannen sie auch. Die Venen werden größer und blauer und damit sichtbarer. Auch hier haben die Hormone ihre Finger im Spiel: allen voran Östrogen, Progesteron, aber auch Relaxin und später zum Stillen kommen Prolaktin und Oxytocin dazu.

Atemnot

Gerade am Anfang tritt auch die in Kapitel 1 schon angesprochene Kurzatmigkeit auf. Viele Schwangere haben in den ersten Wochen das Gefühl, gar keine Kondition mehr zu haben. Einige bemerken dieses Symptom sogar schon, bevor sie wissen, dass sie schwanger sind. Das geht in der Regel vorbei, wenn der Körper sich an die Schwangerschaft angepasst hat.

Schwangerschaftsschnupfen

Durch hormonelle Veränderungen weiten sich die Blutgefäße im Körper – auch in der Nase. Das kann dazu führen, dass die Nasenschleimhäute anschwellen und es zu einer verstopften Nase kommt. Die Folge ist ein Fließschnupfen, den auch Lucie und Tims Freundin erlebt haben. Immer ein Taschentuch für die Partnerin parat zu haben, war Tims Art, aufmerksam zu sein und zu helfen.

Müdigkeit

Auch sie ist eines der frühen Symptome, bedingt durch die Umstellung des Kreislaufs auf die Schwangerschaft. Denn der Körper stellt sich darauf ein, dass das Baby in Ruhe heranwachsen kann. Tim hat in den ersten Wochen der Schwangerschaft seiner Freundin viele Filme alleine zu Ende geguckt, während sie friedlich neben ihm schlummerte.

Schlaflosigkeit

Während am Anfang die Müdigkeit dominiert, stellt sich bei einigen im Laufe der Schwangerschaft eine gewisse Unruhe und Schlaflosigkeit ein. Körperlich gesehen gibt es einen Höhepunkt der Schlaflosigkeit zwischen zwei und vier Uhr nachts. Das hat mit dem Stresshormon Cortisol zu tun, dessen Spiegel sich in der Nacht verändert. Normalerweise sinkt der Spiegel zum Abend hin, sodass man einschlafen und erhöht sich sehr langsam zum Morgen. Schwangere haben grundsätzlich höhere Cortisolwerte, vor allem in der zweiten Nachthälfte steigen die Werte besonders. Deshalb liegen viele Schwangere dann wach.

Regelmäßige Meditation kann beim Einschlafen helfen, das gilt auch für die Schwangerschaft. Am besten einfach mal ausprobieren! Bei Schwangeren-Einschlaftees hingegen ist Vorsicht geboten. Zum einen gibt es keine richtigen Beweise dafür, dass diese Tees wirklich helfen, zum anderen gibt es sogar Studien, die von schädlichen Auswirkungen durch manche Kräuter in bestimmten Dosierungen berichten. Himbeerblättertee zum Beispiel wird erst am Ende der Schwangerschaft empfohlen, denn er kann sogar Wehen auslösen. Aus medizinischer Sicht sollte man daher lieber darauf verzichten oder zumindest Rücksprache halten mit dem Arzt bzw. der Ärztin oder der Hebamme.

Bindegewebe

Im Laufe der Schwangerschaft ändert sich auch das Bindegewebe und der Körper lagert vermehrt Wasser ein. Das dient dazu, den Körper besser auf die Schwangerschaft und die Geburt einzustellen. Das Becken zum Beispiel hat vorne Knorpel, die Symphyse, die man sogar ertasten kann und an denen sich im Laufe der Schwangerschaft Wasser ansammelt. Diese Wasseransammlung führt dazu, dass das gesamte Becken sich für die Geburt weitet und die Geburt damit erleichtert. Das kann aber auch mal unangenehm schmerzhaft sein.

Rückenschmerzen und Mutterbänder

Viele Schwangere haben mit wachsendem Bauch Probleme mit dem Iliosakralgelenk, kurz ISG. Das sitzt im unteren Rücken und kann mit Fortschreiten der Schwangerschaft und wachsendem Baby(bauch) Druck ausgesetzt sein und schmerzen.

Das Ziehen im Rücken kann aber auch von den Mutterbändern kommen, die die Gebärmutter halten. Anteile davon gehen nach vorne über die Leisten in die Vulvalippen, deswegen spüren viele Schwangere manchmal auch ein Ziehen im Genital. Ein Teil der Mutterbänder verläuft auch nach hinten Richtung Kreuzbein. Dort kann sich ebenfalls ein Ziehen bemerkbar machen, wenn die Gebärmutter wächst.

Bei Dehnungsschmerzen durch die Mutterbänder im unteren Rücken können Massagen helfen. Außerdem kann man den Bereich tapen und damit unterstützen. Auch Wärme kann helfen, das Becken aufzulockern und die Beschwerden zu lindern.

Diese ganzen körperlichen Vorgänge sind spürbar, allerdings für jede Schwangere in unterschiedlichem Maße. Nicht jeder Körper verändert sich gleich stark und während es für die einen aushaltbar ist, ist es für andere ein bisschen zu viel von allem.

Grundsätzlich sind all das harmlose, durch die Hormone ausgelöste Veränderungen, die nicht unbedingt ärztlich behandelt werden müssen. Sollten die Beschwerden aber sehr belastend sein, kann man sie gut bei der Vorsorge mit der Frauenärztin oder dem Frauenarzt oder der Hebamme besprechen. Manchmal reicht es schon aus, wenn die Situation schlicht anerkannt wird, auch eine Umarmung kann helfen.

Schwangerschaftsdiabetes

Was medizinisch abgeklärt werden sollte, ist der Schwangerschaftsdiabetes. Dabei geht es um einen erhöhten Blutzuckerwert, der vor der Schwangerschaft nicht bestanden hat. Wir haben das Thema in Kapitel 2 bei den allgemeinen Untersuchungen schon kurz angesprochen, jetzt beschäftigen wir uns intensiver damit.

Das Besondere in der Schwangerschaft ist, dass der Mutterkuchen Hormone aussendet, die gegen das Insulin arbeiten, das den Blutzuckerspiegel reguliert. Das heißt, der schwangere Körper muss mehr Insulin produzieren, um den Blutzuckerspiegel im Normalbereich zu halten. Nicht bei allen Frauen funktioniert dieser Anpassungsprozess gleich gut. Woran genau das liegt, ist noch nicht ganz geklärt.

Um den Diabetes zu erkennen, gibt es in Deutschland einen sogenannten kleinen und einen großen Test. Für den kleinen Test muss die Schwangere eine Lösung mit 50 Gramm Zucker trinken. Aus medizinischer Sicht ist der Test umstritten, denn bei einem Drittel aller Betroffenen lässt sich der Diabetes auch über den nüchternen Blutzuckerspiegel feststellen. Dieser Wert wird aber bei dem kleinen Test gar nicht erhoben. Stattdessen wird der Test einfach unabhängig von der Tageszeit durchgeführt: Man bekommt die Zuckerlösung und eine Stunde später wird der Zucker im Blut gemessen. Wenn man sich nun vorstellt, dass Lucie den Test morgens ohne Frühstück durchführt und Tim ihn mittags macht, nachdem er gerade ganz viel gegessen hat, wird schnell ersichtlich, dass dabei unterschiedliche Werte herauskommen. In anderen Ländern wird daher eigentlich immer gleich der große Test gemacht. Dieser wird am Morgen durchgeführt, nachdem der Nüchtern-Blutzuckerwert gemessen wurde. Dann trinkt man eine höher dosierte Zuckerlösung und nach einer und nach zwei Stunden wird der Wert bestimmt.

Bei Diabetes denkt man sofort ans Blutzuckermessen und an Insulinspritzen. Ganz so intensiv muss die Behandlung beim Schwangerschaftsdiabetes oft nicht sein. In der Regel lässt sich der Blutzuckerspiegel über die richtige Ernährung regulieren. Deswegen bekommt man nach der Diagnose als Erstes eine Ernährungsberatung. Auch Bewegung ist wichtig. Man kann zum Beispiel versuchen, den Insulinabbau mit einem Spaziergang am Abend zu unterstützen. Wenn allerdings weder eine Ernährungsumstellung noch Bewegung dazu beitragen, die Blutzuckerwerte zu senken, dann ist Insulinspritzen das Mittel der Wahl.

Übrigens: Wer Schwangerschaftsdiabetes bekommt, lässt sich nicht absehen. Es kann sein, dass eine Schwangere total sportlich und schlank ist und nicht dem bekannten Typ-2-Diabetes-Bild mit Übergewicht und Bewegungsmangel entspricht und trotzdem von Schwangerschaftsdiabetes betroffen ist. Deswegen ist der Test so wichtig: weil es jede Schwangere treffen kann. Natürlich ist zur Vorbeugung ein gesunder Lebensstil vorteilhaft.

Wer in der Schwangerschaft Diabetes bekommt, hat auch im späteren Leben ein etwas höheres Risiko, daran zu erkranken. Statistisch gesehen hat eine von zehn Frauen, die Schwangerschaftsdiabetes hatten, nach zehn Jahren eine Diabeteserkrankung. Wenn man von diesem Risiko weiß, kann man entsprechend vorbeugen, indem man den eigenen Lebensstil anpasst sowie regelmäßige Check-ups bei der Hausärztin oder dem Hausarzt wahrnimmt.

Wie viel Gewicht man in der Schwangerschaft zunimmt, ist dabei übrigens nicht unbedingt entscheidend. Lucie zum Beispiel nahm stolze 25 Kilogramm zu und war sich sicher, dass sie die Krankheit damit begünstigt – doch sie blieb verschont.

Das Gewicht

Wassereinlagerungen, die Plazenta und natürlich das stetig wachsende Baby – im Körper kommt ganz schön was zusammen in der Schwangerschaft. Kein Wunder, dass sich das auch auf der Waage zeigt. Obwohl es in der Schwangerschaft ganz normal und gut ist, Gewicht zuzunehmen – darüber haben wir ja schon gesprochen –, hadern viele mit dieser Veränderung. Auch für Lucie war es anfangs schwierig, das rasant steigende Gewicht zu akzeptieren. Für sie fühlte sich das Zunehmen wie eine Art von Kontrollverlust an. Das hat ihr gezeigt, dass sie sich vorher unterbewusst auch ein bisschen mit ihrem Gewicht identifiziert hat. Ab einem bestimmten Zeitpunkt war für sie aber der Kipppunkt erreicht und die Gewichtszunahme war ihr ab da egal.

Für den Partner und die Partnerin spielt die Gewichtszunahme übrigens häufig eine viel geringere Rolle. Tim zum Beispiel hat die Gewichtszunahme seiner Freundin null gestört: „Da ist jemand, den du unendlich liebst, der dein Kind austrägt. Da hat man ganz andere Gefühle, als zu denken: ‚Oh, jetzt hast du aber noch mal drei Kilo zugenommen.'"

Allerdings gibt es auch noch die Welt da draußen, inklusive Social Media. Damit kann man sich vergleichen, auch in der Schwangerschaft, und das ist oft eher Fluch als Segen. In dieser sensiblen Phase kann der Blick auf Social Media zusätzlichen Druck erzeugen. Die Bilder vermitteln häufig die Vorstellung, dass sich der Körper nach der Entbindung möglichst schnell zurückbilden und wieder dem früheren Ideal entsprechen sollte. Dabei ist es völlig normal, dass der Körper Zeit zur Regeneration braucht und sich durch Schwangerschaft und Geburt verändert.

Und schließlich darf man sich auch immer wieder daran erinnern, dass sich der Körper ja sowieso verändert, mit einer Schwangerschaft eben ein bisschen mehr. Und es ist auch wichtig, sich noch mal bewusst zu machen, was der Körper auch geschafft und geschaffen hat, nämlich ein neues Lebewesen.

INFO

Hinsichtlich der Gewichtszunahme gilt es zu bedenken, dass allein das Kind am errechneten Termin ungefähr dreieinhalb Kilo wiegt. Dann kommen noch etwa ein Kilo Mutterkuchen, etwa ein bis zwei Kilo Fruchtwasser und natürlich die Wasseransammlungen dazu, die der Körper braucht, damit sich das Becken verändert und das Kind ausgetragen und geboren werden kann. Das heißt, gute zehn Kilo sind alleine schon schwangerschaftsbedingt.

Schwangerschaftsstreifen

Wenn der Bauch in der Schwangerschaft wächst, kann es im Zuge der Dehnung der Haut und des Bindegewebes bei manchen Frauen zu Streifen kommen. Es wird ein ziemlich großer Hype um die Dehnungsstreifen gemacht und zahlreiche Cremes dagegen werden beworben. Aber bringen die etwas? Richtig effektiv eigentlich nicht. Es ist einfach so, dass man die körperlichen Veränderungen, die durch die Schwangerschaft entstehen, akzeptieren sollte. Man hat ganz sicher nichts falsch gemacht. Dehnungsstreifen gibt es auch außerhalb der Schwangerschaft, zum Beispiel an den Oberschenkeln oder an der Brust, wenn man mal viel zu- oder abnimmt. Manche denken auch, dass man die Streifen mit viel Pflege und häufigem Eincremen verhindern kann. Das ist aber einfach falsch. Man hat entweder einen Körper, der zu Streifen neigt oder eben nicht.

DIE NAMENSFINDUNG

Brustspannen, Müdigkeit, Rückenschmerzen – wenn euch schon der Kopf raucht von all den „Nebenwirkungen" einer Schwangerschaft, könnt ihr euch hier einer der schönen Seiten widmen: der Frage, wie das Baby heißen soll!

Brainstorming – diese Namen sind in der engeren Auswahl:

Das wird dein Name:

Warum hat dieser Name gewonnen?

Woher kommt der Name? Welche Bedeutung hat er?

Mitschwanger

Tim hat dieses Thema sehr zu schaffen gemacht – denn es ist erwiesen, dass auch die Partner bzw. Partnerinnen während der Schwangerschaft im Schnitt 4 Kilo zunehmen.

Er wollte auf keinen Fall klischeemäßig auch zunehmen. Stattdessen hat er in der Schwangerschaft seiner Freundin so viel Sport gemacht, wie weder davor noch danach. Und das hatte einen positiven Effekt, den er als Tipp allen Partnerinnen und Partnern ans Herz legen möchte: Stärkt euren Rücken. Nicht nur aus ästhetischen Erwägungen, sondern vor allem, weil man unterschätzt, wie oft man sein Kind später auf dem Arm hat, das mit jeder Woche schwerer wird. Die eine oder andere Kräftigungsübung hilft, das Kind richtig gut durch die Wohnung und durch die Stadt tragen zu können.

Mädchen oder Junge?

„Mädchen rauben der Mutter die Schönheit und Jungen lassen die Mutter glänzen" – das ist nur eine von vielen vollkommen veralteten „Weisheiten" darüber, dass man der Schwangeren ansehen kann, welches biologische Geschlecht das Baby in ihrem Bauch hat. An diesem Mythos ist überhaupt gar nichts dran.

GUT ZU WISSEN

Cholestase – Wenn die Handinnenflächen jucken

Nun werfen wir noch einen Blick auf eine Körperstelle, die auf den ersten Blick gar nichts mit der Schwangerschaft zu tun hat: die Handinnenfläche. Es gibt eine Erkrankung – und das ist keine physiologische Veränderung, also keine regelhafte Anpassung an die Schwangerschaft, sondern wirklich eine Erkrankung in der Schwangerschaft –, die sich durch juckende Handinnenflächen und Fußsohlen äußert. Vor allem wenn es warm ist, zum Beispiel nachts unter der Bettdecke, können die betroffenen Stellen so jucken, dass viele Schwangere aufstehen, um sich mit kaltem Wasser Linderung zu verschaffen. Die Erkrankung heißt Cholestase und dabei handelt es sich um eine Erhöhung der Gallensäurenwerte im mütterlichen Blut, die behandelt werden muss. Um die Werte und den Juckreiz einzudämmen, gibt es ein Medikament. Meist wird aber auch eine frühere Entbindung vor dem errechneten Termin empfohlen, denn die Gallensäuren können über die Blutbahn der Mutter auch zum Kind übertreten. Die Erkrankung ist insgesamt nicht sehr häufig und auch hier gibt es keine vorbeugenden Maßnahmen oder Verhaltensweisen, um ihr Auftreten zu verhindern.

Und zum Schluss: Jeder Bauch ist schön, so wie er ist! Viele Schwangere haben Angst vor dem, was mit ihrem Körper passiert. Wenn es euch auch so geht: Bleibt positiv – schließlich führen all diese Veränderungen auch dazu, dass euer Kind ausgetragen und geboren werden kann.

DAS ERSTE MAL GESPÜRT

Das erste Mal das eigene Kind im Bauch zu spüren, ist ein ganz besonderer Moment. Damit kein wichtiges Detail in Vergessenheit gerät, könnt ihr hier alles zu diesem wundervollen Meilenstein der Schwangerschaft aufschreiben. Gut zu wissen: Wenn die Plazenta zur Bauchdecke liegt, spürt man das Baby später – das kann dann durchaus erst in der 22. Schwangerschaftswoche sein.

Das habe ich gerade gemacht, als ich dich gespürt habe:

An diesem Ort war ich in dem Moment:

Es hat sich angefühlt wie ...

Als Erstes davon erzählt habe ich ...

Diesen Moment werde ich nie vergessen, weil ...

Kapitel 5

Erstausstattung und Papierkram

Der Körper hat sich auf die Schwangerschaft eingestellt, das Baby wächst fleißig und der Bauch auch: Nun ist es an der Zeit, die ersten Vorbereitungen und Anschaffungen für das Baby zu tätigen! Wir sagen euch aus unserer persönlichen Erfahrung, was ihr braucht und – fast noch ein bisschen wichtiger – was ihr nicht braucht. Und dann gibt es noch Tipps für den ganzen Papierkram, wie beispielsweise die Beantragung der Geburtsurkunde und des Elterngelds.

Die Nestbauphase

Erst mal starten wir damit, zu Hause alles für die Ankunft des Babys vorzubereiten. Ein beliebter Begriff, der in diesem Zusammenhang oft fällt, ist der Nestbau. Bei den einen kommt der Drang, die Wohnung oder das Haus für das Baby einzurichten, mit dem positiven Test, bei anderen erst später im Laufe der Schwangerschaft. Tims Freundin hatte zum Beispiel wesentlich früher den Impuls, mit den Vorbereitungen zu starten, als er. Verantwortlich sind auch hier wieder die Hormone, genauer das Oxytocin.

Oxytocin ist auch als Wehenhormon bekannt, denn es löst Wehen aus und ist für die Milchbildung und -abgabe verantwortlich. Aber nicht nur die Geburt und das Stillen werden durch das Hormon erleichtert, Oxytocin wird auch als Bindungshormon bezeichnet. Denn es führt dazu, dass man eine Verbindung aufnimmt. Auch bei den Partnerinnen und Partnern steigt der Oxytocinspiegel bei der Geburt, denn das Hormon wird im Gehirn produziert, sodass jeder Mensch – egal, ob mit oder ohne Gebärmutter – dieses Hormon ausschütten kann und diese Bindungsfähigkeit erlebt. Selbst Ärzte bemerken diesen Effekt, wenn sie eine Geburt begleiten.

Die Erstausstattung

Gerade in der ersten Schwangerschaft ist man schnell verunsichert, weil einem so viele Dinge als absolut unentbehrlich für das Baby angepriesen werden. Damit wollen wir Schluss machen! Wir stellen euch nur die absoluten Essentials vor.

Die Kleidung

Wenn man an Babykleidung denkt, dann fällt den meisten als Erstes der Body ein. Allerdings braucht man davon keine Massen. Für den Anfang reichen etwa fünf Stück. Mit den Größen 50 oder 56 macht ihr nichts verkehrt, das sind die Standardgrößen für ein normal schweres Neugeborenes. Es ist auch nicht schlimm, wenn die Bodys zu Beginn ein bisschen größer sind. Die Kinder wachsen gerade am Anfang sehr schnell und bald passt er dann richtig.

Als ganz besonders gut werden oft Wolle-Seide-Bodys gehandelt, denn Wolle regelt die Temperatur und Seide ist sanft zur Haut. Das ist natürlich richtig, aber diese Bodys sind – im Vergleich zu Baumwollbodys – mindestens doppelt so teuer. Ihr macht nichts verkehrt, wenn ihr ganz normale Bodys aus Baumwolle nehmt. Letztlich ist es auch eine Frage des Budgets. Kleiner Tipp: Wenn Verwandte oder Freunde nach einem Geschenkewunsch fragen, kann man sich auch mal einen Wolle-Seide-Body schenken lassen.

Viel wichtiger ist die Ausführung und da empfehlen wir euch: Nehmt Wickel-Bodys! Gerade in den ersten Wochen wollt weder ihr noch euer Neugeborenes das ständige An- und Ausziehen über den Kopf. Da sind diese Bodys, die, wie der Name schon sagt, um das Kind herumgewickelt und dann mit

Knöpfen oder Bändchen geschlossen werden, wesentlich entspannter.

Über den Body kommt dann noch eine Hose. Am Anfang reichen zwei bis drei Stück. Für den Oberkörper eignen sich Jäckchen besser als Pullover, denn auch hier ist es angenehmer, das Baby erst mal nur reinzulegen und nichts über den Kopf ziehen zu müssen. Apropos Kopf: Je nach Wetterlage sollte das Köpfchen des Neugeborenen bei Ausflügen mit einer Haube oder einer Mütze geschützt sein. Ebenso braucht man einige Paar leichte und wärmere Söckchen für die kleinen Füße.

Zum Schlafen empfiehlt sich ein Schlafsack. Die gibt es verschieden stark gefüttert, je nach Jahreszeit.

Die Wickelkommode

Und wohin mit den ganzen kleinen Klamotten? Ganz klassisch kann man eine Kommode benutzen. Entweder eine, die man schon hat, oder man besorgt sich eine neue. Die kann nämlich mit dem entsprechenden Aufsatz gleich auch als Wickelkommode dienen.

Wie oft dann tatsächlich auf der Kommode gewickelt wird, ist individuell unterschiedlich. Während sie bei einigen Familien bei jedem Windelwechsel zum Einsatz kommt, wickeln andere überall und die Kommode ist eher ein Abstellplatz. Lucie und ihr Mann beispielsweise hatten zwar eine Wickelkommode, wickelten dann aber irgendwann einfach auf dem Bett oder der Couch.

Sollte man eine Wickelkommode nutzen, ist es wichtig, das Baby immer im Blick zu haben. Zwar sind die Kleinen am Anfang noch nicht sehr mobil, aber eine Drehung reicht und das Baby kullert vom Tisch. Für den Rücken der wickelnden

Person ist die Kommode aber super, weil man sich nicht so tief herunterbeugen muss.

Das Babyfon

Ob man ein Babyfon braucht, kommt vor allem auf die Wohnsituation an. Wenn die Großeltern nebenan wohnen und man sich auch in deren Haus aufhält, lohnt sich die Anschaffung sicher. In einer kleinen Wohnung braucht man dagegen eher kein Babyfon. Außerdem ist man gerade am Anfang noch sehr aufgeregt und läuft oft ins Schlafzimmer, um zu gucken, ob alles in Ordnung ist, und ist somit selber das Babyfon auf zwei Beinen. Das hat auch Tim gemerkt. Am Anfang hielt er das Babyfon für unverzichtbar. Doch seine Freundin und er lebten in einer kleinen Wohnung und waren sowieso immer in Hörweite des Babys, sodass die Geräuschübertragung per Babyfon überflüssig war. Inzwischen gibt es auch sehr gute Apps, mit denen ihr eure Smartphones wie ein Babyfon nutzen könnt.

Das Babybett

Wo soll das Baby schlafen? Sehr beliebt sind Beistellbetten, die direkt an das Elternbett angedockt werden können. Sie erweitern das Bett um eine kleine Schlafbucht für das Baby. Gerade wenn man stillt, ist diese Schlafsituation sehr praktisch, weil man nicht aufstehen muss. Auch in vielen Krankenhäusern gehören die Beistellbettchen mittlerweile zur Standardausstattung. Dort ist Tim das erste Mal mit dieser Form des Kinderbetts in Kontakt gekommen und war

EINRICHTUNG DES KINDERZIMMERS

Auf diesen beiden Seiten könnt ihr eurer Kreativität freien Lauf lassen und schon mal Ideen sammeln, wie ihr das Kinderzimmer einrichten möchtet – also los geht's: zeichnen, malen, einkleben!

Grundriss des Kinderzimmers

Diese Möbel braucht das Zimmer noch:

Farben, Formen, Motive & Materialien

Besondere Highlights fürs Kinderzimmer

[Hier könnt ihr einkleben, was ihr als „Inspo“ schon mal irgendwo gesehen habt!]

sofort begeistert. Unter anderem auch, weil es daran einen Hinweis gab, dass das Beistellbettchen das Risiko für den plötzlichen Kindstod verringert.

WICHTIG ZU WISSEN

Der plötzliche Kindstod ist der Tod eines gesunden Kindes im Schlaf. Die genauen Ursachen werden zwar erforscht, eine hundertprozentige Erklärung gibt es aber noch nicht. Oft liefert die Obduktion des Kindes keine Erklärung. Man kennt aber einige Risikofaktoren und so konnte seit den 1990er-Jahren die Häufigkeit des plötzlichen Kindstods durch Aufklärungsmaßnahmen um fast 93 Prozent reduziert werden. Heute sind statistisch gesehen von 10.000 Kindern nur noch etwa zwei betroffen. Man muss sich also keine großen Sorgen machen, wenn man sich an die entsprechenden Empfehlungen hält, wie das Kind in den ersten Lebensmonaten schlafen sollte.

Wichtig für den gesunden Schlaf ist eine feste Matratze. Auf ein Kissen und eine Decke sollte verzichtet werden. Besser ist ein Schlafsack, in dem das Baby bevorzugt auf dem Rücken schläft. Als Bettchen ist das eben schon erwähnte Beistellbett die ideale Lösung. Vom Schlafen im Bett der Eltern wird abgeraten. Falls man sich dennoch für ein sogenanntes Familienbett entscheidet, ist es wichtig, nicht alkoholisiert neben dem Baby zu schlafen.

Außerdem darf die Temperatur im Schlafraum nicht zu hoch sein, empfohlen werden18 Grad. Wie in Kapitel 1 erwähnt, ist es wichtig, dass das Baby in einer rauchfreien Umgebung aufwachsen und vor allem auch schlafen kann.

Diese Vorgaben sind in Deutschland als Leitlinie festgehalten und sollten im Optimalfall eingehalten werden. Allerdings merken viele junge Eltern schnell, dass auch die Babys noch ein Wörtchen mitzureden haben. So ging es auch Lucie: Sie hatte für ihren Sohn ein Beistellbettchen gekauft, doch der fand dieses Schlafarrangement nach ein paar Wochen gar nicht mehr gut. Viel lieber wollte er an und auf Lucie schlafen, weil er die Nähe brauchte und anfing zu weinen, wenn Lucie ihn ablegen wollte. Lucie und ihr Partner entschieden sich dafür, dass er bei ihnen im Bett bleiben durfte. Außerdem zeigte sich ziemlich schnell, dass er am besten auf dem Bauch schlief. Zwar ist die Bauchlage wichtig für die motorische Entwicklung, wenn das Baby wach ist, doch zum Schlafen raten Kinderärzte und -ärztinnen von der Bauchlage ab.

Lucie und ihr Mann erlebten hier ein typisches Dilemma: Man kennt die Empfehlungen genau, tut sich aber schwer mit der Umsetzung. Gerade wenn es um das Thema Schlaf geht, sind die Reserven junger Eltern irgendwann aufgebraucht und man versucht, eine gute Lösung zu finden, bei der alle zur Ruhe kommen können. In dieser Situation geht es darum, einen Kompromiss zu finden, bei dem man möglichst viele der Vorgaben einhält und trotzdem alle ausreichend Schlaf bekommen.

Die Babyschale

Für die Beförderung des Babys im Auto braucht man eine Babyschale. Dabei ist es wichtig, auf das Prüfsiegel zu achten, denn die Haltbarkeit von Babyschalen ist begrenzt. Das Prüfsiegel ist ein Aufkleber an der Schale, auf dem sich die Kindersitzprüfnorm und die Zulassung befinden. Mit einer kleinen Internetrecherche wird man schnell fündig, ob diese noch aktuell ist. Außerdem ist es wichtig, das Herstellungsdatum und eine eventuelle maximale Nutzungsdauer vom Hersteller zu beachten. Bei Babyschalen ist das oft ein Zeitraum zwischen drei und sieben Jahren. Das ist vor allem relevant, wenn man die Babyschale gebraucht kauft oder von Freunden oder Verwandten übernimmt.

Die Tragehilfe

Eine Tragehilfe fürs Baby ist superpraktisch. Der Klassiker ist das Tragetuch, es gibt aber auch spezielle Babytragen. Um für sich und das Baby die richtige Entscheidung zu treffen, empfiehlt es sich, erst mal Tuch oder Trage von befreundeten Eltern auszuleihen und diese mit dem Baby zu testen oder sogar eine Trageberatung in Anspruch zu nehmen. Die kostet zwar Geld, dabei kann man aber unter Anleitung einer fachkundigen Person die verschiedenen Varianten ausprobieren und sich in Ruhe zu den Vor- und Nachteilen beraten lassen. Das kann manchmal etwas Zeit und Mühe kosten – so wie bei Lucie: Ihr Sohn war anfangs nicht besonders tragebegeistert und es dauerte länger, bis sie eine geeignete Trage gefunden hatten.

Der Kinderwagen

Beim Kinderwagen gilt die gleiche Empfehlung, wenn ihr nicht wollt, dass es euch wie Tim geht. Er und seine Freundin konnten ihre Erstgeborene nicht für das Liegen im vorher gekauften Kinderwagen begeistern, sodass dieser letztendlich eine völlig unnötige Anschaffung war. Deswegen sollte man mit dem Kaufen von Babytrage und Kinderwagen am besten bis zur Ankunft des Babys warten und die kleine Hauptnutzerin bzw. den kleinen Hauptnutzer mitentscheiden lassen.

Stillvorbereitung

Wenn man sich entscheidet zu stillen, sind Kühlpads für die Brüste eine klare Empfehlung. Denn der Milcheinschuss, der nach der Geburt eintritt, kann manchmal ein bisschen schmerzhaft sein. Die Brüste können sehr groß werden und das Gewebe kann sich steinhart anfühlen, da tut ein Kühlpad wahnsinnig gut. Das Geld hierfür ist gut investiert, denn Kühlpads kann man auch später gut gebrauchen, zum Beispiel um einen kleinen verstauchten Finger oder eine Beule an der Stirn schnell zu kühlen.

Am besten nimmt man die Kühlpads aus dem Kühlschrank, dann sind sie nicht zu kalt und man kann sie direkt auf die Brust legen. Kommen die Pads aus der Tiefkühltruhe, sollte man sie unbedingt mit Tüchern umwickeln, bevor man sie benutzt. Wenn man nämlich etwas sehr Kaltes direkt auf die Haut legt, kommt es zu einer Überreaktion. Die Haut wird rot und warm und das wäre eher kontraproduktiv.

DIE ERSTAUSSTATTUNG

Wie wir schon gesagt haben: Jedes Kind ist individuell – und natürlich habt auch ihr eure eigenen Vorlieben, was ihr gerne anschaffen möchtet. Auf dieser und den nächsten Seiten haben wir euch trotzdem mal einen Überblick zusammengestellt, was sich als Erstausstattung anbietet.

Bekleidung für ein „Sommerbaby“

- 5 bis 6 Bodys
- 5 bis 6 Strampler
- 5 bis 6 T-Shirts
- 3 dünne Pullover
- 3 dünne Jäckchen
- 6 Paar dünne Socken
- 4 bis 6 dünne Strumpfhosen
- 4 Schlafanzüge
- 2 Sommerschlafsäcke
- 1 dünne Jacke
- 1 Erstlingsmütze
- 1 dünne Mütze oder 1 Sonnenhut

Bekleidung für ein „Winterbaby“

- 5 bis 6 Bodys
- 5 bis 6 dicke Strampler
- 5 bis 6 langärmelige Shirts
- 3 dicke Pullover
- 3 dicke Jäckchen
- 4 Paar dicke Socken
- 2 Paar dünne Socken
- 3 dicke Strumpfhosen
- 3 dünne Strumpfhosen
- 4 Schlafanzüge
- 2 Winterschlafsäcke
- 1 dicke Jacke
- 1 dicke Mütze
- 1 Halstuch oder Loopschal
- 1 Paar gefütterte Fäustlinge

TIPP

Die Kleinen werden sehr schnell groß – ihr braucht nicht Unmengen an Kleidung.

Babypflege

- Feuchttücher
- Wundschutzcreme
- Babyöl
- Pflegecreme
- Windeln für Babys von 2 bis 6 kg
- 5 Waschlappen
- 1–2 Babyhandtücher (ggf. mit Kapuze)
- Babybadewanne (oder Einsatz für die Badewanne)
- Badethermometer
- Fieberthermometer
- Babynagelschere
- Babybürste mit weichen Borsten
- 1 dünne Decke als Unterlage zum Wickeln
- Wickeltisch / Wickelaufsatz
- Windeleimer
- Heizstrahler

Stillen & Füttern

- Stilleinlagen
- 2–3 Still-BHs
- Milchpumpe und Behälter zum Aufbewahren der Milch (bei Bedarf)
- Salbe für empfindliche Brustwarzen
- 4–6 Fläschchen
- 4–6 Sauger (Größe 1)
- Schnuller
- 10 Moltontücher
- Flaschenbürste und Sterilisator zur Reinigung der Flaschen (bei Bedarf)
- Stillkissen

Kinderzimmer

- Beistellbett / Babybett
- Matratze
- Wiege / Stubenwagen
- 2–4 Bettlaken
- 2 Matratzenauflagen (wasserdicht)
- Kleiderschrank / Kommode
- Babyfon (bei Bedarf)
- Nachtlicht (bei Bedarf)

Erste Spielsachen

- Mobile
- Spieluhr
- Rassel, Beißringe usw.
- 1 Krabbeldecke

Für unterwegs

- Tragetuch oder -system
- Kinderwagen
- leichte Decke für den Sommer bzw. warmer Fußsack für den Winter
- Regen- und Sonnenschutz für den Kinderwagen
- Wickeltasche oder -rucksack
- Sonnenschutz fürs Auto (bei Bedarf)
- Reisebett (bei Bedarf)
- Babyschale fürs Auto

TIPP

Damit ihr kein Vermögen für die Erstausstattung ausgeben müsst, hört euch doch in der Familie, bei Freunden oder Nachbarn um, ob ihr etwas von ihnen übernehmen könnt. Auch eine Wunschliste kann hilfreich sein – jeder, der mag, kann so zur Geburt etwas Sinnvolles schenken. Und natürlich sind auch Tauschbörsen, Baby-Flohmärkte oder Kleinanzeigen eine gute Möglichkeit, kostengünstig die Erstausstattung zusammenzustellen.

Total überbewertet

Nicht alles, was uns die Werbung vermittelt, ist im Alltag mit Baby auch wirklich notwendig. Wir haben uns mal umgehört, welche Fehlkäufe andere getätigt haben:

Was wir im Endeffekt überhaupt nicht gebraucht haben, war unser Vaporisator. Das ist eine Riesenmaschine zum Schnullersterilisieren, die hat ganz viel Platz weggenommen in der Küche. Ein so hoher Hygienestandard ist heute gar nicht mehr nötig. Aber das wussten wir damals noch nicht.

Ein absoluter Fehlkauf waren diese kleinen Fingerlinge, mit denen man Babys die ersten Zähnchen putzen kann. Sie liegen immer noch originalverpackt bei uns im Schrank.

Am Anfang dachten wir, dass wir auf jeden Fall einen Schlafanzug für den Säugling brauchen, weil die Werbung einem das so einflüstert. Aber letztendlich pennt das kleine Kind sowieso die ganze Zeit. Es kann auch wunderbar im Strampelanzug schlafen und braucht keinen Schlafanzug. Also: Ein Strampler genügt völlig.

Unsere Must-haves

Natürlich ist jedes Kind anders und hat seine eigenen Vorlieben, die manchmal nicht den Vorstellungen von Eltern entsprechen. Zu Lucies eigener Überraschung war die beste Anschaffung für ihren Sohn ein roter Gymnastikball. Die rückenschonende Sitzgelegenheit war für sie und ihren Mann eine echte Erleichterung, wenn das Baby nachts weinte und sich nur durch die wippenden Bewegungen beruhigen ließ. Für Tim war es bei seinem ersten Kind die automatische Federwiege, die das beruhigende Wippen für seine Tochter erzeugte. Zugegeben, eine deutlich teurere Anschaffung, aber wie für viele frischgebackene Eltern, die ihr Kind beruhigen wollen, war das auch für Tim eine lohnende Investition. Ein weiteres Argument für die kostspielige Wippe war das spätere Geschwisterkind, dem die Federwiege sicher genauso gut gefallen würde. Doch da erlebte Tim eine Überraschung: Sein Sohn fand die Federwiege überhaupt nicht toll. Er brauchte zur Entspannung nur sein rotes Kuscheltuch. Teuer ist also auch bei Babyartikeln nicht unbedingt besser.

Fragt man bei jungen Eltern nach, welche Anschaffungen für sie wichtig waren, gehören für viele die Babytrage und das Stillkissen unbedingt dazu. Mit der Trage lässt sich das Baby unkompliziert transportieren und beruhigen. Der größte Vorteil: Man hat das Baby nah am Körper und trotzdem beide Hände frei, sodass man nebenbei noch Dinge im Haushalt erledigen kann. Das Stillkissen eignet sich nicht nur als Lagerungshilfe, wenn man in der späteren Schwangerschaft keine bequeme Schlafposition mehr findet, es verhindert nach der Geburt auch Nackenschmerzen, wenn man gerade in den ersten Tagen und Wochen viel Zeit mit dem Stillen verbringt.

Auch aus diesem Grund halten Hebammen diese Anschaffung für sinnvoll. Auch Lucie und Tim schwören drauf.

So weit unsere Erfahrung und Empfehlungen. Am Ende müsst ihr für euch und euer Baby selbst entscheiden, was richtig ist. Diese Nestbauzeit ist nicht nur für das Baby, sondern auch für euch eine wichtige Zeit. Wenn ihr noch mehr vorbereiten wollt – wie zum Beispiel das zukünftige Babyzimmer streichen –, dann macht das! Lasst euch nicht verunsichern, nur weil wir sagen, dass man vieles nicht braucht. Ihr seid niemandem Rechenschaft schuldig, ihr macht das allein für euch.

Die bürokratische Vorbereitung

Während man bei den Anschaffungen freie Hand hat, was man kaufen möchte und was nicht, gibt es einige formelle Dinge, die mit der Geburt eines Babys einhergehen, um die man sich einfach kümmern muss.

Die Vaterschaftsanerkennung

Für unverheiratete Paare ist eine dieser Formalien die Vaterschaftsanerkennung. Die kann man beim Standesamt, beim Jugendamt, beim Amtsgericht oder auch beim Notar vornehmen lassen. Die Vaterschaftsanerkennung führt in diesem Fall nicht automatisch dazu, dass dem Vater auch das Sorgerecht zusteht. Dafür muss man zusätzlich noch andere Erklärungen ausfüllen. Am besten erledigt man diese Formalität bereits vor der Geburt, dann wird der Vater nämlich direkt nach der Geburt in die Geburtsurkunde des Kindes eingetragen und man spart sich einen zusätzlichen Gang zur Behörde. Gut zu wissen: Der in der Geburtsurkunde eingetragene Vater muss nicht automatisch der biologische Vater sein – es kann unter bestimmten Umständen auch der Partner und nicht der Erzeuger sein.

Leider gilt bei der Anerkennung (noch) nicht gleiches Recht für alle. Für gleichgeschlechtliche Paare ist der Prozess wesentlich komplizierter. Hier müssen die Partnerin bzw. der Partner nämlich das Kind adoptieren und das ist ein viel größerer Aufwand. Zum Glück bewegt sich bei diesem Thema in der Politik gerade einiges und die Stimmen, die fordern, dass sich in den nächsten Jahren einige Dinge ändern sollten, werden immer lauter. Aktuell ist es so, dass gleichgeschlechtliche Paare immer noch den Umweg über die Stiefkindadoption gehen müssen, aber seit 2020 müssen homosexuelle Paare zumindest nicht mehr unbedingt verheiratet sein, um die Adoption zu vollziehen. Man muss allerdings noch bestimmte Voraussetzungen erfüllen, zum Beispiel, dass man schon eine Weile zusammen ist. Die zweite Mama wird auch nicht mehr unter „Vater" eingetragen – in der Geburtsurkunde dürfen mittlerweile beispielsweise auch zwei Mamas stehen. Allerdings kann die zweite Mama nach wie vor erst in die Geburtsurkunde eintragen werden, wenn die Stiefkindadoption abgeschlossen ist – also nicht direkt nach der Geburt, wie es für heterosexuelle Paare möglich ist.

Mutterschutz und Elternzeit

In Deutschland beginnt der Mutterschutz in der Regel sechs Wochen vor dem errechneten Geburtstermin und endet acht Wochen nach der Geburt. Vor der Geburt darf man jedoch

DOKUMENTE & ANTRÄGE

Für einen schnellen Überblick haben wir euch hier das Wichtigste in Sachen „Papierkram" zusammengestellt. Bitte seht uns nach, dass wir keine Gewähr auf Vollständigkeit geben können. Mehr Infos dazu findet ihr beispielsweise im Familienportal des Bundesministeriums für Familie, Senioren, Frauen und Jugend.

Vor der Geburt

WAS?	WANN?	WO?	✓
Mutterschaftsgeld beantragen	spätestens 7 Wochen vor der Geburt	Krankenkasse	○
ggf. Mutterschutzlohn	so schnell wie möglich	Arbeitgeber	○
Elternzeit beantragen	spätestens 7 Wochen vor Beginn der Elternzeit	Arbeitgeber	○
ggf. Vaterschaftsanerkennung	idealerweise vor der Geburt	Jugendamt, Standesamt, Amtsgericht oder Notar	○
ggf. Sorgerechtserklärung	idealerweise vor der Geburt	Jugendamt	○

Nach der Geburt

WAS?	WANN?	WO?	✓
Anmeldung beim Standesamt	innerhalb 1 Woche nach der Geburt	Standesamt	◯
Kindergeld beantragen	innerhalb von 6 Monaten nach der Geburt	Bundesagentur für Arbeit / Familienkasse	◯
Anmeldung bei der Krankenkasse	innerhalb von 2 Monaten nach der Geburt	Krankenkasse eines Elternteils	◯
Elterngeld beantragen	innerhalb von 3 Monaten nach der Geburt	Elterngeldstelle	◯
ggf. Elternzeit beantragen (siehe auch Tabelle links)	spätestens 7 Wochen vor Beginn der Elternzeit	Arbeitgeber	◯
ggf. Anspruch auf Stillpausen anmelden	vor der Rückkehr an den Arbeitsplatz	Arbeitgeber	◯
ggf. Kinderzuschlag beantragen	ab der Geburt	Bundesagentur für Arbeit / Familienkasse	◯
ggf. Steuerklasse II beantragen	ab der Geburt	örtlich zuständiges Finanzamt	◯

solange arbeiten, wie man möchte – nach der Geburt darf man die vorgegebenen 8 Wochen nicht arbeiten. In dieser Zeit bekommt man sein volles Gehalt in Form von Mutterschaftsgeld. Diese Lohnersatzleistung wird von der Krankenkasse und ggf. vom Arbeitgeber bezahlt. Für Studierende und Selbstständige gelten zum Teil andere Regeln, da müsst ihr euch noch mal extra informieren oder beraten lassen. Danach geht, wenn man das möchte, die Elternzeit los und die kann man auf bis zu drei Jahre ausweiten.

Auch für diese Zeit kann man Geld beantragen, nämlich das Elterngeld. Die Beantragung des Elterngelds ist etwas komplizierter, weil sich dabei öfter mal etwas ändert und die Höhe sehr individuell ist. Grundsätzlich ist es aber so, dass man zwölf Monate nehmen kann plus zwei weitere, wenn Partner oder Partnerin auch Elternzeit nehmen. Elterngeld bekommen sowohl Angestellte als auch Studierende und Selbstständige. Es sei denn, man verdient sehr viel, dann gibt es ab einem gewissen Betrag kein Elterngeld mehr. Wenn man hingegen sehr wenig oder gar nichts verdient, kriegt man mindestens 300 Euro im Monat. Für alle anderen sind es 65 Prozent des Nettoeinkommens vor der Geburt, aber maximal 1800 Euro im Monat. Wichtig zu wissen: Wenn man in der Elterngeldzeit etwas dazuverdient, kann etwas vom Elterngeld abgezogen werden. Auch da muss man genau gucken, was sich im Einzelfall lohnt.

Eine weitere Option ist das Elterngeld plus. Das bedeutet, man bekommt das halbe Elterngeld pro Monat, aber dafür doppelt so lang. Es ist also insgesamt am Ende der gleiche Betrag, aber man kann leichter etwas dazuverdienen. Ihr merkt schon: Es ist kompliziert und man sollte sich in Ruhe über das Thema Gedanken machen.

Grundsätzlich ist die Elterngeld-Regelung in Deutschland im Vergleich zu anderen EU-Ländern aber relativ fortschrittlich. In Portugal zum Beispiel, wo Manuela geboren und aufgewachsen ist, gibt es kaum Elterngeld und viele Frauen gehen acht Wochen nach der Geburt schon wieder zur Arbeit, weil sie sich sonst nicht finanzieren könnten. Auch in einigen anderen europäischen Ländern gibt es das Elterngeld oder etwas Vergleichbares nicht.

TIPP

Fangt frühzeitig damit an, den Elterngeldantrag auszufüllen, und sucht schon mal die Papiere heraus, die ihr dafür braucht, zum Beispiel die Lohnabrechnungen aus dem Jahr davor.

Auch wenn ihr noch nicht sicher seid, wie lange ihr Elternzeit nehmen wollt, macht den Antrag fertig und tragt ein paar Monate ein, damit der bürokratische Stein ins Rollen kommt. Anpassen lässt sich der Zeitraum im Nachhinein immer noch.

Den Arbeitgeber informieren

Nun wisst ihr, wie man sich finanziell für die erste Zeit mit Baby absichert, aber wann muss man eigentlich auf der Arbeit Bescheid geben, dass man schwanger ist? Es gibt tatsächlich keine Pflicht, Bescheid zu sagen, dass man ein Baby erwartet. Man kann jederzeit selbst entscheiden, wann man die Arbeitgeberin oder den Arbeitgeber über die Schwangerschaft informiert.

Natürlich wäre es schön, wenn alle so offen und vertrauensvoll arbeiten würden, dass man eine Schwangerschaft einfach verkünden kann, ohne irgendwelche Bedenken zu haben. In der Praxis hört man aber immer mal wieder von Frauen, die Angst haben, ihre Schwangerschaft bekannt zu geben, weil sie befürchten, dass ihnen dann Beförderungen vorenthalten werden. Diese Frauen verheimlichen ihre Schwangerschaft am Anfang oft. Das ist schade, weil es natürlich schöner wäre, wenn man weiter gefördert wird, auch wenn man schwanger ist. Viele Frauen wollen nach der Elternzeit in ihren Beruf zurück und könnten die Position dann weiter ausfüllen. Man muss in dieser Situation also gucken, was sich für einen selbst richtig anfühlt und wie man seine Interessen am besten wahrt.

Gut zu wissen ist aber, dass es in Deutschland einen Kündigungsschutz gibt. Wenn der Arbeitgeber oder die Arbeitgeberin wissen, dass man schwanger ist, kann man nicht gekündigt werden. Wenn die Schwangerschaft dagegen nicht bekannt ist, darf eine Kündigung ausgesprochen werden. Allerdings hat man ab diesem Zeitpunkt noch zwei Wochen Zeit, die Schwangerschaft öffentlich zu machen. Die Kündigung wird dann unwirksam.

Der Kitaplatz

Nach der Elternzeit geht es für die meisten Eltern zurück in die Arbeitswelt und auch für die Kids gibt es eine neue Welt zu entdecken: die Kita. Um das Kind dort anmelden zu können, ist es wichtig, sich möglichst früh um einen Platz zu kümmern.

Wann der perfekte Zeitpunkt ist, ist von Einrichtung zu Einrichtung unterschiedlich. Ein Anruf in der Schwangerschaft, um schon mal nachzufragen, wann man sich melden sollte, ist aber auf jeden Fall zu empfehlen. Denn die haben oft eine Warteliste und je eher man da drauf ist, desto eher rutscht man nach oben.

Wenn ihr jetzt denkt, „Hilfe, es gibt so viele Sachen zu entscheiden und zu organisieren“, dann versucht, entspannt zu bleiben. Die Schwangerschaft dauert noch ein bisschen – ihr könnt euch Zeit nehmen und ganz in Ruhe den richtigen Weg für euch finden.

TIPP

Die (vorerst) letzten Dates

Egal, ob in einer Beziehung oder als Single: Nutzt die Zeit vor der Geburt noch mal für Restaurant- oder Kinobesuche. Verabredet euch vor allem noch mal mit Freundinnen und Freunden, die weiter weg wohnen. Mit Baby ist eine längere Bahn- oder Autofahrt oft nicht mehr ganz so leicht. Übrigens: Den Tipp, für die erste Zeit mit Baby schon mal vorzuschlafen, könnt ihr getrost ignorieren. Es gibt leider keine Batterie im Körper, die Schlaf speichert und nach den ersten schlaflosen Nächten angezapft werden kann.

MINI-TAGEBUCH 2. TRIMESTER

Kaum hat sich die erste Aufregung gelegt, ist auch schon „Halbzeit“ bei der Schwangerschaft. Aber noch immer passieren viele spannende Dinge, die sich lohnen, als schöne Erinnerung festgehalten zu werden!

Termine & Verabredungen

Organisatorisches

Gedanken & Gefühle

Das war das Schönste am 2. Trimester:

Was sonst noch wichtig war:

Lieblingsfoto aus dem 2. Trimester

[Hier ist Platz zum
Einkleben eines Fotos.]

Kapitel 6

Schwangerschafts-verluste

Leider ist nicht immer alles wie im Bilderbuch. In diesem Kapitel geht es um den Schwangerschaftsverlust, eine schmerzliche Erfahrung, die häufiger vorkommt als gedacht. Natürlich soll dieses Buch keine Angst auslösen. Trotzdem ist es nicht nur wegen der medizinischen Aspekte wichtig, diesem Thema ein Kapitel zu widmen. Wir möchten einfach auch, dass es kein Tabuthema bleibt!

Viele denken, dass ein Schwangerschaftsverlust eine Seltenheit ist, über die es sich kaum zu schreiben lohnt. Das ist aber nicht richtig, denn statistisch gesehen hat jede zweite Frau am Ende ihres Lebens einen Schwangerschaftsverlust erlebt. Deswegen ist es wichtig, dass jeder davon gehört hat. Zwar kann man sich emotional nicht darauf vorbereiten, welche Gefühle man in dieser Situation genau hat, es ist immer ein trauriges Thema. Aber vielleicht erwischt es die eine oder den anderen nicht mehr so eiskalt. Außerdem möchten wir, dass sich alle gesehen fühlen, die einen Schwangerschaftsverlust erlebt haben und vielleicht noch nie mit jemandem darüber sprechen konnten.

Wenn euch das Thema zu nahe geht und ihr trotzdem die Informationen aus diesem Kapitel nicht verpassen wollt, dann könnt ihr zum Beispiel eine Freundin oder einen Freund oder auch Geschwister bitten, das Kapitel zu lesen und euch danach zu informieren.

Was genau ist ein Schwangerschaftsverlust?

„Abort“ ist das medizinische Wort dafür, wenn man ein Kind vor der 22. oder 23. Schwangerschaftswoche verliert. Bis zu diesem Zeitpunkt ist ein Kind bei der Geburt noch nicht lebensfähig. Am höchsten ist die Wahrscheinlichkeit für einen Schwangerschaftsverlust in den ersten zwölf Wochen, deswegen gilt diese Phase auch als die kritische Zeit. Viele verkünden ihre Schwangerschaft deshalb erst, wenn die ersten drei Monate um sind. Danach sinkt die Wahrscheinlichkeit für einen Schwangerschaftsverlust mit jedem Tag.

Viele kennen den frühen Verlust des Kindes auch unter dem Begriff „Fehlgeburt". Den wollen wir bewusst umgehen, denn bei diesem tragischen Ereignis hat niemand einen Fehler gemacht. Wir möchten Schwangerschaftsverlust sagen, denn auch zu Abort kann es negative Assoziationen geben.

Sonderfall Mehrlingsschwangerschaft

Auch wenn eine Frau mit mehr als einem Baby schwanger ist, kann es sein, dass sich eines der Kinder im Bauch nicht weiterentwickelt und stirbt. Anders als bei einer Einlingsschwangerschaft verbleibt dieser Embryo zusammen mit dem oder den lebendigen Geschwisterchen bis zur Geburt im Bauch der Mutter. Er stellt weder für die Mutter noch für seine Geschwister eine Gefahr dar und kommt bei der Geburt mit auf die Welt.

Blutungen

Viele Frauen bekommen einen Riesenschock, wenn sie in der Schwangerschaft eine Blutung haben. Dabei kommt das relativ häufig vor. Meist hört die Blutung einfach wieder auf und alles geht unkompliziert weiter. Der beste Rat lautet daher: Erst mal ruhig bleiben, nicht die Suchmaschine benutzen, sondern Rücksprache mit der Frauenärztin oder dem Frauenarzt halten. Fast jede zehnte Frau hat eine Blutung in der Schwangerschaft und trotzdem geht alles gut aus.

Stille Geburten, Sternenkinder und Regenbogenbabys

Kommt ein Kind nach der 23. Woche tot zur Welt, spricht man von einem intrauterinen Fruchttod und einer stillen Geburt. Das bezieht sich darauf, dass das Kind lebensfähig gewesen wäre und bei der Geburt hätte schreien können, es aber leider nicht tut.

Als Sternenkinder bezeichnet man alle Babys, die tot geboren wurden. Man sagt, sie sind – statt auf die Welt zu kommen – direkt zu den Sternen geflogen.

Regenbogenbaby bezeichnet ein Kind, das in der Folgeschwangerschaft nach einem Schwangerschaftsverlust auf die Welt gekommen ist. Der Begriff steht symbolisch für eine schwere Zeit mit Regen und Sturm – den Schwangerschaftsverlust – und danach klart es auf, ein Regenbogen ist da und man hat das Baby im Arm. Diese Begriffe sind nicht medizinisch, sie benennen die Vorgänge auf der Gefühlsebene.

Für Eltern, die ein Kind in der Schwangerschaft verloren haben, gibt es kein richtiges Wort. Eine von Manuelas Patientinnen hat es mal „unsichtbare Eltern“ genannt. Das fand Manuela so schön, dass sie diesen Begriff jetzt immer nutzt.

SO WAR DAS BEI LUCIE …

Als Lucie nach dem ersten positiven Schwangerschaftstest ihren ersten Frauenarzttermin hatte, war im Ultraschall noch kein Herzschlag zu erkennen. Sie war zwar selbst überrascht, aber tatsächlich ist es normal, dass man in der 5. oder 6. Schwangerschaftswoche das Herzchen noch nicht schlagen sieht. Ihre Ärztin beruhigte sie und vereinbarte einen Folgetermin für die nächste Woche. Leider war auch bei diesem Ultraschall kein Herzschlag zu sehen und der Embryo war geschrumpft – ein Zeichen dafür, dass er sich nicht weiterentwickelt hatte. Insgesamt zweimal erlebte Lucie dieses Szenario, bevor sie ihren Sohn bekam. Beide Male fand der Schwangerschaftsverlust etwa in der 8. Woche statt.

„Missed Abortion" ist der medizinische Fachbegriff dafür, dass der Embryo zwar verstorben ist bzw. sich nicht weiterentwickelt hat, der Abgang aber (noch) nicht stattgefunden hat. Das ist genau das, was viele völlig unvorbereitet trifft: weil es im Vorfeld keine Anzeichen, wie zum Beispiel Blutungen, gab, die hätten vermuten lassen, dass etwas nicht stimmt.

… UND SO BEI TIM …

Bei Tim war es genau andersherum. Seine Freundin und er waren zu Beginn der ersten Schwangerschaft noch vorsichtig und hatten die kritische Zeit in den ersten Wochen im Hinterkopf. Doch die Schwangerschaft mit ihrer Tochter verlief unkompliziert. Als sie sich für ein zweites Kind entschieden, waren sie viel entspannter und rechneten mit einem ähnlichen Verlauf. Doch leider hatte sich – genau wie bei Lucie – bei diesem Embryo kein Herzschlag entwickelt. Auch für Tim und seine Freundin kam dieser Verlust sehr überraschend.

Wie geht es nach einer Missed Abortion weiter?

Wenn bei einer Missed Abortion die Schwangerschaft nicht mehr intakt ist, aber der Embryo den Körper (noch) nicht verlassen hat, gibt es drei mögliche Vorgehensweisen: Die erste ist, einfach abzuwarten, bis der Körper von selbst bereit ist, die Schwangerschaft zu beenden. Bis zur 12. Schwangerschaftswoche gibt es eine zweite Möglichkeit, nämlich eine Überweisung für eine Saugkürettage zu bekommen. Dort werden per Absaugung die Überreste der Schwangerschaft aus der Gebärmutter entfernt. Wer dieses Prozedere – oft als Ausschabung bezeichnet – nicht will, aber auch nicht abwarten möchte, kann sich als dritte Möglichkeit von seiner Frauenärztin oder seinem Frauenarzt ein Medikament verschreiben lassen, das den Abgang zeitnah auslöst.

Lucie entschied sich für das Warten auf die sogenannte kleine Geburt. Sie wollte ihrem Körper die Zeit geben, die er braucht. Keine leichte Zeit, weil sie immer in Hab-Acht-Stellung war, wann es losgehen würde. Es dauerte etwa drei Wochen, bis sie merkte, dass ihr Körper bereit war loszulassen. Einen Tag lang verbrachte sie mit wehenartigen Schmerzen im Bett und merkte, wozu ihr Körper fähig war.

Auch bei ihrer zweiten Missed Abortion beschloss Lucie, auf die kleine Geburt zu warten. Diesmal traute sie sich sogar einen genaueren Blick auf den Abgang zu werfen. Der Anblick des etwa tampongroßen Klumpens mit Eihülle machte die kurze Schwangerschaft und den Verlust noch mal realer. Für Lucie war es die richtige Entscheidung, diesen bewussten Abschied zweimal zu erleben.

Begleitung in dieser schweren Zeit

Trotz der Häufigkeit ist der Verlust eins Babys gesellschaftlich immer noch ein Tabuthema. Wenn man gerade den Befund bekommen hat oder auf den Termin im Krankenhaus oder die kleine Geburt wartet, steht man damit oft ziemlich alleine da. Im Optimalfall hat man einen Partner oder eine Partnerin, mit dem oder der man seine Sorgen und Traurigkeit teilen kann. Aber die sind auch selbst mit dem Thema beschäftigt und haben vielleicht gerade nicht die Kraft, richtig helfen zu können.

Daher ist es gut zu wissen: Auch bei einem Schwangerschaftsverlust hat man Anspruch auf die Begleitung durch eine Hebamme. Es lohnt sich also wirklich, sich frühestmöglich auf die Suche zu machen. Denn selbst wenn etwas anders als geplant läuft, hat man eine kompetente Ansprechperson, die einen in dieser schwierigen Zeit mit ihrer Erfahrung und ihrem Fachwissen begleitet.

Die Schuldfrage und Ursachenforschung

Einen Schwangerschaftsverlust hinzunehmen, ist schwer und man fragt sich vielleicht, warum das passiert ist. Hat man etwas falsch gemacht? Hätte man es verhindern können? Aus medizinischer Sicht lässt sich sagen: Man kann einen Schwangerschaftsverlust nicht verhindern, man hat sehr wahrscheinlich alles richtig gemacht. Manchmal passiert es einfach.
Und ihr erinnert euch: Die Hälfte aller schon mal schwanger gewesenen Frauen hat diese Situation schon mal erlebt!

Erst ab drei Missed Abortions – so die Leitlinien – schaut man genauer nach, ob es vielleicht einen medizinischen

Grund für die wiederholten Schwangerschaftsverluste gibt. Das betrifft aber nur zwei bis drei Prozent aller Schwangeren, es ist also wirklich selten, dass es überhaupt so oft passiert. Bei diesen Untersuchungen wird nach genetischen, hormonellen, immunologischen und körperlichen Veränderungen geschaut, die die Schwangerschaft beeinträchtigen könnten. Auch Lucies Gynäkologin sprach nach dem zweiten Schwangerschaftsverlust mit ihr über eine mögliche Gerinnungsstörung. Diese kann dazu führen, dass sich die kleinen Gefäße im Mutterkuchen nicht gut genug ausbilden und der Embryo unterversorgt ist. Diese Störung lässt sich in einer zukünftigen Schwangerschaft mit Medikamenten gut behandeln.

Die Gefühle der Partner

Für den Partner bzw. die Partnerin kann es schwierig sein, mit den Gefühlen der Schwangeren umzugehen. Im Gegensatz zu ihr erleben sie den Verlust selbst nicht körperlich. Während die Schwangere die rasante Umstellung des Körpers spürt und auch den Schwangerschaftsverlust hautnah erlebt, ist es für den Partner bzw. die Partnerin wesentlich abstrakter.

Sowohl Tim als auch Lucies Partner waren – obwohl beide auch trauerten – schneller wieder bereit, es noch einmal zu versuchen. Wichtig ist in dieser Situation ein offener Umgang mit der Trauer und gegenseitiges Verständnis. Nehmt euch Zeit und erklärt dem anderen in Ruhe, wie es euch geht.

Wenn die Trauer länger dauert

Jede und jeder hat ein Recht auf Trauer in ihrer ganz individuellen Form. Wenn die Trauer aber zur Dauerbelastung wird und sich die Situation gar nicht verändert, gibt es die Möglichkeit, Hilfe in Anspruch zu nehmen. Offiziell hat man nach zwölf Monaten das Recht auf eine von der Krankenkasse bezahlte Behandlung. Natürlich kann man sich auch auf eigene Faust früher therapeutische Hilfe holen, so hat es zum Beispiel Lucie nach ihrem zweiten Schwangerschaftsverlust gemacht. Grundsätzlich geht es nicht darum, dass die Trauer aufhört, sondern dass ein guter Umgang mit ihr gefunden wird. Zusätzlich besteht nach einem Schwangerschaftsverlust die Möglichkeit, sich krankschreiben zu lassen, um das Erlebte in Ruhe zu verarbeiten. Einerseits um den aktuellen Verlust zu realisieren und andererseits um sich in einer Folgeschwangerschaft besser zu verstehen. Beispielsweise wenn um den Zeitraum des zuvor erlebten Schwangerschaftsverlusts eine innere Unruhe aufkommt.

Zum 1. Juni 2025 ist zudem eine Neuregelung des Mutterschutzes nach Schwangerschaftsverlusten in Kraft getreten. Diese sieht vor, dass auch Frauen, die einen Schwangerschaftsverlust erlebt haben, gestaffelt nach Schwangerschaftsdauer Anspruch auf Mutterschutz haben:

- Ab der 13. Schwangerschaftswoche bis zu zwei Wochen.
- Ab der 17. Schwangerschaftswoche bis zu sechs Wochen.
- Ab der 20. Schwangerschaftswoche bis zu acht Wochen.

Für viele Frauen ist außerdem der Austausch mit anderen Betroffenen sehr wertvoll. Man hat das Gleiche erlebt und muss keine Rücksicht darauf nehmen, ob das Gegenüber geschockt oder ängstlich reagieren könnte, sondern kann sich offen austauschen und fühlt sich verstanden. In jeder größeren Stadt gibt es mittlerweile Selbsthilfegruppen, in denen Betroffene Austausch und Anschluss finden können.

Für Freunde und Angehörige ist es oft schwer, sich in dieser Situation feinfühlig zu verhalten. Meistens ist schlichtes Zuhören der Schlüssel. Auch gezielt nachzufragen, was sich die Person wünscht, die das gerade erlebt, kann ein guter Weg sein. Wichtig ist, nicht dagegenzureden, weil man in den (sozialen) Medien dies oder das gehört oder gesehen hat.

Das ungeschriebene Zwölf-Wochen-Gesetz

Wie bereits erwähnt, warten viele mit dem Verkünden der Schwangerschaft, bis die ersten zwölf Wochen um sind, weil danach die Wahrscheinlichkeit für einen Schwangerschaftsverlust sinkt. Es sollte aber genauso legitim sein, die Schwangerschaft von Anfang an öffentlich zu leben und auch einen möglichen Verlust nicht zu verheimlichen. Wenn man sich für diesen Weg entscheidet, wird man oft mit Aberglauben konfrontiert, der die Freude schmälern und auch viele Ängste auslösen kann. Das können zum Beispiel solche Sätze sein: „Wenn du es so früh sagst, dann passiert bestimmt noch was."

Lucie hat sich zum Beispiel dazu entschieden, ihre ersten zwei Schwangerschaften sehr früh zu verkünden, ganz nach dem Motto: Man teilt die Freude und man teilt auch das Leid. Nachdem diese als Schwangerschaftsverluste endeten, war sie beim dritten Mal etwas verhaltener und verkündete die gute Nachricht erst in der 11. Schwangerschaftswoche. Sie hatte mittlerweile Angst davor, wieder allen sagen zu müssen, dass es nicht geklappt hat, und fühlte sich, als hätte sie etwas falsch gemacht. Um mit diesen negativen Gedanken besser umgehen zu können, hätte sie sich früher professionelle Unterstützung gewünscht.

Tim und seine Freundin entschieden sich von Anfang an für die Variante, die Schwangerschaft erst nach den ersten zwölf Wochen offiziell zu machen. Lediglich ihrem engsten Kreis – ihren Eltern und ganz engen Freundinnen und Freunden – erzählten sie es etwas früher. Denn das waren die Menschen, von denen sie sich im Falle eines Schwangerschaftsverlusts auch Unterstützung gewünscht hätten.

Der Umgang mit dem Risiko

Lucie und ihr Partner sind damals ohne Ängste in die erste Schwangerschaft gestartet. Obwohl sie um die Möglichkeit eines Schwangerschaftsverlusts wussten, planten sie voller Vorfreude für das gemeinsame Leben zu dritt, sprachen über den errechneten Termin und besichtigten eine größere Wohnung. Aber sollte man diese Vorfreude wirklich besser drei Monate zügeln und gegen Sorgen und Ängste vor einem möglichen Verlust tauschen? Selbst wenn etwas passiert, wird man diese Zuversicht und die schönen Momente nicht vergessen. Man kann ruhig mutig sein und daran glauben, dass alles gut ist, weil die Erinnerung an die positiven Gefühle bleibt – selbst wenn das Ende traurig ist. Und auch die Trauer lässt sich durch die Zurückhaltung am Anfang erfahrungsgemäß nicht abschwächen. Man kann also auch einfach erst mal glücklich sein und sich schöne Erinnerungen schaffen.

Übrigens: Sowohl Lucie als auch Tims Freundin wurden nach ihren Schwangerschaftsverlusten schnell wieder schwanger. Rein körperlich hat der Schwangerschaftsverlust keine Konsequenz für die nächste Schwangerschaft. Wenn der Prozess abgeschlossen ist, ist der Körper genau wie vorher wieder bereit, ein gesundes Kind auszutragen.

Und wenn ihr jetzt merkt, „Oh krass, das belastet mich, ich habe total viel Angst!", dann darf diese Angst ihren Raum finden. Ebenso gut könnt ihr aber auch positiv in die Zukunft blicken, denn 90 Prozent der Schwangerschaften gehen gut aus.

TIPP

Hilfe zum Thema Schwangerschaftsverlust findet ihr beispielsweise auf dem Ratgeberportal „Familienplanung" der Bundeszentrale für gesundheitliche Aufklärung (BZgA). Beim Verband pro familia könnt ihr Beratungsstellen in eurer Nähe zu finden.

TRAUERBEWÄLTIGUNG

Wie wir schon erwähnt haben, sind Schwangerschaftsverluste leider gar nicht so selten. Dies zu verarbeiten, ist schmerzlich und braucht Zeit. Hier findet ihr ein paar Anregungen, was in dieser Situation helfen kann, um wieder ins Leben zurückzufinden und Zuversicht für eine mögliche weitere Schwangerschaft zu gewinnen.

Sich Zeit nehmen

Die Verarbeitung dieses traurigen Erlebnisses braucht Zeit und Ruhe. Eine Krankschreibung kann für diesen Prozess hilfreich sein. Dabei geht es vor allem um das seelische Gesunden: Die Trauer darf da sein, man darf ihr nachspüren. Dadurch wird einem selbst auch bewusst, was man in dieser Situation wirklich braucht.

Liebevolle Unterstützung

Ob Partner oder Partnerin, nahe Freunde oder Verwandte – sich in einem Sicherheitsnetz aus lieben Menschen geborgen zu wissen, kann Trost geben und die Trauerarbeit unterstützen. Vertraute Gespräche, praktische Hilfe oder einfach nur liebe Gesten tragen dazu bei, den Schrecken dieses meist unerwarteten und plötzlichen Geschehens vergessen zu machen.

Professionelle Hilfe

Wenn man schon eine Hebamme an der Seite hatte, kann sie „Erste Hilfe“ in Sachen Trauerarbeit leisten und die Trauerbewältigung unterstützen. Wer aber merkt, dass er selbst keinen Weg mehr aus der Traurigkeit findet, keinerlei Lebensfreude mehr hat oder lange Zeit wie erstarrt ist, sollte sich therapeutische Hilfe holen. Gerade auch, wenn Frauen schon mehrere Schwangerschaftsverluste erlitten haben oder der eigene Kinderwunsch durch den Schwangerschaftsverlust unerfüllt zu bleiben scheint, ist es sinnvoll, therapeutische Unterstützung in Anspruch zu nehmen.

Kapitel 7

Die Geburtsvorbereitung

Langsam nähern wir uns dem großen Finale! In diesem Kapitel geht es um die Organisation der Geburt, denn es gibt viele Entscheidungen, die ihr im Vorfeld treffen könnt bzw. müsst. Bei allem Überlegen und Planen solltet ihr euch jedoch auch eine gewisse Flexibilität bewahren. Denn jede Geburt verläuft sehr individuell.

Der Geburtsvorbereitungskurs

Ein guter Start ins Thema „Vorbereitungen" ist – wie der Name schon nahelegt – der Geburtsvorbereitungskurs. Klar, man hat grob eine Vorstellung, wie das Baby zur Welt kommt, im Kurs bekommt man aber noch mal ganz genau erklärt, wie alles wirklich abläuft. Die Kurse werden von Hebammen angeboten und ihr werdet dort mit vielen Informationen rund um die Geburt versorgt. Auch anschauliche Übungen sind meist Teil des Programms.

Lucie war zum Beispiel sehr beeindruckt, als die Hebamme mithilfe einer Puppe die Geburt durch das Becken zeigte. Auch Tim empfand die wöchentlichen Termine und die intensivere Beschäftigung mit der Geburt als gute Vorbereitung. Insbesondere, da er als Partner die Schwangerschaft ja nicht körperlich spürte. Für ihn waren beispielsweise die möglichen Geburtspositionen etwas, von dem er sonst nichts gewusst hätte.

Man lernt den Kosmos rund um die Geburt noch mal besser kennen und der Input aus dem Kurs kann helfen, eine konkrete Vorstellung für die bevorstehende Geburt des eigenen Kindes zu entwickeln: „Wie soll die Geburt (idealerweise) sein – für mich, für mein Baby, für meine Partnerin und meinen Partner?"

Neben den Hard Facts haben Geburtsvorbereitungskurse aber noch einen weiteren Vorteil: Ihr lernt eure „Peergroup“ kennen! Manchmal entstehen dabei Freundschaften, die noch über die Geburt hinaus andauern. So lernt ihr hier vielleicht schon Leute kennen, mit denen ihr euch später beispielsweise über die Entwicklung eurer Kinder austauschen könnt.

Der Geburtsort

Die Wahl des Geburtsorts legt das Fundament für die Entbindung. Statistisch gesehen findet der größte Teil der Geburten in Deutschland in einem Krankenhaus statt und nur ein kleiner Teil in einem Geburtshaus oder zu Hause. Im Idealfall ist es ein Ort, an dem sich die werdende Mama am besten entspannen kann.

Das Krankenhaus

In Deutschland ist nach wie vor das Krankenhaus der „Klassiker“ bei Geburten. Die medizinische Versorgung, sollte es zu Komplikationen kommen, ist vermutlich der Grund, warum sich viele hierfür entscheiden. Sowohl bei Lucie und ihrem Partner als auch bei Tim und seiner Freundin fiel die Wahl auf eine Entbindung in einem Krankenhaus.

Aber auch hier gibt es Unterschiede: Zunächst stellt sich die Frage nach der benötigten Versorgung, denn nicht jede Geburtsklinik verfügt über die gleiche zusätzliche Ausstattung wie zum Beispiel eine Kinderintensivstation. Außerdem ist nicht in jedem Krankenhaus zu jeder Zeit ein Kinderarzt oder eine Kinderärztin vor Ort.

Im Krankenhaus wird man primär von den hauseigenen Hebammen betreut, die im Schichtdienst arbeiten – das hatten wir schon mal in Kapitel 2 angesprochen. Das heißt, je nach Dauer der Geburt hat man vielleicht auch mit mehreren Hebammen zu tun. Es gibt aber auch Beleghebammen, die man vorab buchen kann. Kleiner Tipp: Kümmert euch sehr früh darum, es gibt nur beschränkte Plätze. Sie sind während des gesamten Geburtsvorgangs dabei und können sich in dieser Zeit auf eine Schwangere konzentrieren. Die Ärztin oder der Arzt kommen in der Regel dann erst gegen Ende der Geburt dazu.

In vielen Krankenhäusern hat man außerdem die Möglichkeit, nach der Geburt noch ein paar Tage in einem Familienzimmer zu bleiben, in das auch die Partnerin oder der Partner miteinziehen kann. Gerade beim ersten Kind wählen viele diese Möglichkeit, weil man dort auch Ansprechpersonen wie Kinderkrankenschwestern, Hebammen und Stillberaterinnen gleich vor Ort hat.

Eine weitere Rolle spielt für viele die Anfahrtszeit. Während man auf dem Land oft längere Fahrtzeiten in Kauf nehmen muss und weniger Auswahl hat, lohnt es sich in größeren Städten, sich die verschiedenen Möglichkeiten anzuschauen und zu vergleichen.

Die Geburt zu Hause oder im Geburtshaus

Als Alternative zum Krankenhaus kann man sich für eine Hausgeburt oder ein Geburtshaus entscheiden. Hier ist alles etwas privater und man hat eine exklusivere Betreuung: eine Hebamme, die einen über die Dauer der Geburt hinweg begleitet. Studien zeigen, dass in dieser 1:1-Betreuung deutlich weniger Schmerzmittel verwendet werden müssen. Es steht kein weiteres medizinisches Fachpersonal vor Ort bereit. Deshalb ist diese Art der Entbindung Schwangeren vorbehalten, bei denen keinerlei Risiken vorliegen. Es wird immer darauf geachtet, dass ein Krankenhaus mit Kreißsaal in der Nähe ist, damit man im Notfall während der Geburt dorthin ausweichen kann.

Im Optimalfall wäre dieses 1:1-Betreuungskonzept natürlich flächendeckend in allen Kliniken wünschenswert, damit Schwangere von der persönlichen und individuellen Betreuung bei gleichzeitiger medizinischer Rundumversorgung profitieren können. In vielen Krankenhäusern etablieren sich jetzt deshalb hebammengeführte Kreißsäle – das ist ähnlich wie in einem Belegsystem, aber vom Krankenhaus selbst bereitgestellt und nicht mit Mehrkosten verbunden.

Die Geburtsbegleitung

Bei Schwangeren, die in einer Beziehung leben, ist der Fall oft klar: ihr Partner oder ihre Partnerin werden bei der Geburt dabei sein. Doch wie ist das für Solo-Mamas? Viele Frauen, die ihre Kinder ohne Partner zur Welt bringen, nehmen trotzdem eine vertraute Person mit zur Geburt, bei der sie sich auch mal fallen lassen können. Das kann zum Beispiel die beste Freundin oder die eigene Mutter sein. Gegen Ende der Schwangerschaft fühlen sich manche Frauen allein nicht mehr wohl – aus Sorge, dass die Geburt plötzlich beginnt und niemand da ist. Dann kann es eine gute Lösung sein, vorübergehend bei Familie oder Freunden zu wohnen.

Dieses Bedürfnis nach Gesellschaft in den Wochen vor der Geburt kann auch Lucie gut verstehen. Sie hatte mit ihrem Partner ausgemacht, dass er in den letzten 14 Tagen vor dem errechneten Termin immer in ihrer Nähe bleibt.

Neben der Begleitung aus dem persönlichen Umfeld gibt es noch eine weitere Person, die der Schwangeren bei der Geburt zur Seite stehen kann: die Doula. Während sich die Hebamme und Arzt oder Ärztin um die medizinischen Themen kümmern, ist die Doula speziell für die Bedürfnisse der Schwangeren da. Sie darf entweder als Hauptbegleitung oder zusätzlich zu einer anderen Begleitung mitgebracht werden. Allerdings werden ihre Dienste nicht von der Krankenkasse übernommen, sondern müssen als Selbstzahlerleistung aus dem eigenen Portemonnaie beglichen werden.

Es ist also ein wichtiger Punkt in der Geburtsvorbereitung, in Ruhe zu klären, wer bei der Geburt dabei sein soll, damit ihr euch sicher und wohlfühlen könnt.

Der Geburtsplan

Wer seine Pläne rund um die Geburt gerne zu Papier bringen möchte, für den gibt es ein Tool namens Geburtsplan. Das ist eine Liste, in der alles, was sich die werdende Mama für den Ablauf der Geburt wünscht und vorstellt, eingetragen werden kann:

- Wer soll meine Begleitung sein?
- Was hätte ich sonst noch gerne dabei (z.B. Musik oder ein eigenes Kissen)?
- Möchte ich, dass mir das Baby fürs sogenannte Bonding auf die Brust gelegt wird, sobald es möglich ist?
- Möchte ich bei den ersten Untersuchungen des Babys dabei sein?
- Was ist, wenn es Komplikationen gibt?

Weitere Ideen und Anregungen, was in den Geburtsplan noch so alles rein kann, findet ihr auf den Seiten 146–147. Natürlich kann es immer sein, dass etwas anders läuft als gedacht und man vom ursprünglichen Plan abweichen muss. Aber nicht nur medizinische Gründe können die Ursache dafür sein, dass sich Pläne ändern. Bei Tims Freundin war es beispielsweise so, dass sie während der Geburt gemerkt hat, dass ihr einfach in dieser konkreten Situation andere Dinge guttun, als sie im Vorfeld dachte.

Versteift euch also nicht zu sehr auf einzelne Punkte, sondern lasst Raum für Flexibilität, sonst seid ihr später vielleicht enttäuscht oder setzt euch unnötig unter Druck. Aber mit einem konkreten Plan seid ihr auf jeden Fall gut vorbereitet!

Es hilft, wenn man sich schon in der Schwangerschaft mit dem Thema Geburt intensiv auseinandersetzt und viel darüber liest. Auch körperliche Fitness und ein gutes Körperbewusstsein sind wichtige Faktoren. Wenn man weiß, welche Bewegungen und Haltungen einem guttun und einen entlasten, kann man das unter den Wehen anwenden. Kleiner Tipp: In der Schwangerschaft regelmäßig Beckenkreisen üben, damit sich das Körperbewusstsein für diese Region verbessert.

Viele Frauen empfinden warmes Wasser unter der Geburt als wohltuend. Dann kann ein Kreißsaal mit Badewanne eine gute Wahl sein. Häufig kann man seine eigene Musik mit zur Geburt nehmen, um die vertraute Playlist zu hören. Manche Frauen wollen aber gar keine Ablenkung und schätzen eher Ruhe. Es ist wichtig, dass man für sich herausfindet, wie man sich am besten auf die Wehen und die Geburt konzentrieren kann, und das auch an die Geburtshelfer kommuniziert. So können sie auf die individuellen Bedürfnisse der Schwangeren Rücksicht nehmen. Die Partner bzw. Partnerinnen können dabei auch gut unterstützen. Wichtig ist aber, dass auch sie sich nicht zu sehr auf den Geburtsplan versteifen. Sätze wie „Aber wir hatten doch einen ganz anderen Plan!" sollten unter der Geburt tabu sein. Sie setzen die Schwangere nur unnötig unter Druck.

Wer jetzt denkt, „Oh Gott, ich weiß noch gar nicht, wie ich mein Becken unter der Geburt bewegen muss", braucht nicht in Panik zu geraten! Auch ohne perfekte Vorbereitung wird die Geburt ihren Weg finden und euer Kind zur Welt kommen.

Das Geburtsvorgespräch

Um die 30. Schwangerschaftswoche herum solltet ihr in der Geburtsklinik eurer Wahl zu einem Vorgespräch – manchmal auch Geburtsplanungsgespräch genannt – vorstellig werden. Dazu könnt ihr zum einen euren eigenen Geburtsplan mitbringen, um über eure Wünsche zu sprechen. Zum anderen werden aber auch medizinische Fragen geklärt, um die es hier nun gehen soll:

Die vaginale Geburt

Die vaginale Geburt ist zu empfehlen, wenn keine medizinischen Gründe für einen Kaiserschnitt vorliegen. Das seelische Wohlbefinden der werdenden Mutter ist bei der Entscheidung für oder gegen eine vaginale Geburt unbedingt miteinzubeziehen.

Bei einer vaginalen Entbindung kann es zu Geburtsverletzungen kommen. Dabei handelt es sich vor allem um Risse und Schürfungen im Vulva- oder Vaginabereich. Viele dieser Verletzungen müssen medizinisch nicht versorgt werden, sie heilen von alleine. Denn die Vaginalschleimhaut hat – ähnlich wie die Mundschleimhaut – durch die stärkere Durchblutung eine sehr hohe Selbstheilungskraft. In Zahlen ausgedrückt beträgt die Verletzungsrate bei der ersten vaginalen Geburt etwa 70 bis 80 Prozent, bei der Bauchgeburt durch den Kaiserschnitt 100 Prozent.

Der Kaiserschnitt

Neben der vaginalen Geburt gibt es den Kaiserschnitt oder – wie er immer öfter auch genannt wird – die Bauchgeburt oder Kaiserinnengeburt. Der Begriff Bauchgeburt soll ausdrücken, dass es keine bessere oder schlechtere Art der Entbindung gibt, sondern beides eine gleichwertige Geburt ist. Und zwar auch, wenn der Kaiserschnitt keine medizinisch notwendige Entscheidung ist, sondern eine selbstbestimmte und bewusste.

Wenn man die Statistik in Deutschland betrachtet, ist der häufigste Grund, einen geplanten Kaiserschnitt durchzuführen der, dass man schon mal einen hatte. Das kann unterschiedliche Gründe haben: Vielleicht hatte die Schwangere bereits eine normale Geburt mit Wehen, die in einem Kaiserschnitt endete, und möchte dieses Erlebnis nicht noch mal wiederholen. Aber auch beim ersten Kind gibt es medizinische Gründe, wie zum Beispiel mütterliche oder kindliche Erkrankungen, die einen Kaiserschnitt empfehlenswert oder sogar nötig machen. Dafür wurde er ursprünglich auch entwickelt. Es kann aber auch eine bewusste Entscheidung sein, eben nicht vaginal zu entbinden, sondern einen Kaiserschnitt zu wählen.

Medizinisch gesehen ist der Nachteil bei einem Kaiserschnitt die Narbe, die an der Gebärmutter entsteht, wenn man den Schnitt setzt, um das Kind herauszuholen. Diese Narbe kann – in sehr seltenen Fällen – in einer Folgeschwangerschaft unter den Wehen aufreißen. Wer nach einem Kaiserschnitt in der Folgeschwangerschaft vaginal entbinden will, kann das allerdings ruhig machen – das Risiko nach einem Kaiserschnitt liegt nur bei etwa 0,8 Prozent. Allerdings summiert sich das Risiko mit der Anzahl der Kaiserschnitte, das heißt, wer mehr als einen hatte, dem wird von einer zukünftigen vaginalen Geburt aufgrund des Risikos abgeraten.

Die Narbe auf der Haut hingegen ist kein Problem, denn die Haut kann sich später wieder gut dehnen.

Es besteht weiterhin das Risiko, dass in einer Folgeschwangerschaft der Mutterkuchen im Inneren der Gebärmutter in der Nähe der Narbe wächst. Das kann sogar zum Durchwachsen des Mutterkuchens in die Harnblase führen. Zum Glück passiert das sehr selten, geht aber mit einem hohen Risiko für Blutungen und eine Frühgeburt einher.

Auch für das Kind birgt die Bauchgeburt Risiken. Laut älteren Statistiken haben Kaiserschnittkinder etwas öfter Asthma, Diabetes und Allergien als vaginal geborene Kinder. Allerdings legen neuere Studien nahe, dass dieses Risiko gar nicht so hoch ist wie bisher angenommen.

Für den Kaiserschnitt wartet man übrigens nicht auf die ersten Wehen. Stattdessen legt man einen Zeitpunkt vor dem Entbindungstermin fest, an dem die Schwangere ins Krankenhaus kommt und per Kaiserschnitt entbindet. Meist geschieht das sieben Tage vor dem errechneten Termin. Zu diesem Zeitpunkt sind die Babys bereits voll entwickelt und somit bereit für die Geburt. Es ist nicht üblich, auf eigene Wehentätigkeit zu warten – zumindest wird dann aus einem geplanten Eingriff ein Notfalleingriff. Dies erhöht die Risiken für die Mutter, ohne dass es einen nachweisbaren Nutzen für das Kind gibt. Ganz ohne Wehen wird es aber auch bei einem Kaiserschnitt nicht gehen. Schließlich muss sich auch nach einer Bauchgeburt die Gebärmutter wieder auf die Größe einer Faust zurückbilden. Die Wehen (sogenannte Nachwehen) setzen nach der Geburt ein wie bei der vaginalen Entbindung und werden im Operationssaal durch Medikamente unterstützt.

Ein großer Unterschied besteht in der Dauer des Krankenhausaufenthalts. Während nach einer vaginalen Entbindung einige bereits nach vier Stunden („ambulante Entbindung") nach Hause gehen und die meisten am zweiten Tag nach der Geburt, bleibt man nach einem Kaiserschnitt durchschnittlich drei bis fünf Tage im Krankenhaus.

Schmerzlinderung

Ein wichtiges Thema im Vorgespräch ist auch die Schmerzlinderung während der Wehen. Es ist immer gut, alles in Ruhe vor der Situation zu besprechen – also ohne Wehen.

Oft fallen in diesem Zusammenhang drei Buchstaben: PDA. Das steht für Periduralanästhesie. Diese Form der Betäubung gibt es nur im Krankenhaus, denn dafür ist in der Regel eine Anästhesistin oder ein Anästhesist erforderlich. Für die PDA wird über eine Nadel im unteren Rückenbereich ein ganz kleiner dünner Plastikschlauch in den Raum um das Rückenmark herum gelegt. Über diesen Schlauch gelangen Schmerzmittel in den Körper und betäuben nur die Schmerzfasern, aber die Motorik, also das Gehvermögen, bleibt erhalten. Der Vorteil dieser lokalen Betäubung ist, dass die Schwangere keine Schmerzen mehr hat, aber noch stehen und laufen kann. Das nennt sich auch „Walking PDA". Damit sie die Geburt aber spüren und beim Pressen mithelfen kann, wird die Dosis zum Ende hin oft reduziert.

Tims Freundin wollte die erste Geburt unbedingt ohne PDA durchziehen. Bei der zweiten Geburt hat sie sich eine PDA legen lassen. Ihr Fazit: Nie wieder ohne! Die zweite Geburt war deutlich angenehmer.

Während die PDA die höchste Stufe der Schmerzlinderung ist, gibt es vorher noch einiges, was man ausprobieren kann. Eine ganz natürliche Methode, die die meisten kennen, ist die

Badewanne. Die Wärme des Wassers tut vielen Schwangeren während der Geburt gut. Sie entspannt die Muskulatur, vor allem, wenn sich die Schmerzen im Rücken bemerkbar machen. Auch Akupunktur kann Schwangeren gerade am Anfang der Wehen helfen, die Schmerzen zu lindern.

Auch medikamentös kann man, bevor zur PDA gegriffen wird, noch einiges ausprobieren. So gibt es schmerzlindernde Zäpfchen oder Medikamente, die man entweder in die Vene oder in den Muskel spritzt. Im Vorgespräch könnt ihr festlegen, worauf im Ernstfall zurückgegriffen werden soll.

Übrigens: Ein Venenzugang wird bei Geburtsbeginn im Krankenhaus eigentlich immer angeboten, um im Notfall schnell einen Zugang für Medikamente zu haben. Natürlich kann man auch diese Maßnahme beim Vorgespräch thematisieren.

MEIN GEBURTSPLAN

Ich möchte entbinden ...

- ○ in einem Krankenhaus
- ○ in einem Geburtshaus
- ○ zu Hause
- ○ ______________________________

Bei der Geburt soll dabei sein ...

- ○ mein Partner / meine Partnerin
- ○ meine Mutter
- ○ meine Schwester
- ○ meine Freundin
- ○ ______________________________

Meine bevorzugte Geburtsposition ist ...

- ○ im Liegen
- ○ im Sitzen
- ○ in der Hocke
- ○ im Vierfüßlerstand
- ○ ______________________________

Meine Entscheidung
in Sachen Schmerzlinderung ...

Wie ich mir das Bonding wünsche ...

Wie soll mit der Nabelschnur
umgegangen werden?

Wie ich mir die Nachgeburt wünsche ...

Bei etwaigen Komplikationen ...

Was ich mir sonst noch wünsche ...

Kapitel 8

Die Geburtsanzeichen

War das Ziepen eben schon eine richtige Wehe? Und was, wenn das Baby es auf einmal eilig hat? Oder am Ende gar nicht kommen will? Wir besprechen die letzte Zeit vor der Geburt und die große Frage, wie man merkt, dass es wirklich losgeht!

Die Lage des Babys

Eine Frage, die gerne mal ab Mitte der Schwangerschaft von Außenstehenden gestellt wird: Wie liegt das Baby eigentlich, hat es sich schon gedreht? Eine Anspielung darauf, ob das Baby schon in der optimalen Lage für die Geburt ist: mit dem Köpfchen nach unten im Bauch der Mutter. Diese Position nennt sich „Schädellage“, bei der das Baby am unkompliziertesten durch den Geburtskanal gleiten kann. Ungefähr 96 Prozent aller Babys bringen sich in der zweiten Schwangerschaftshälfte von alleine in diese Position. Der Rest hat seine eigenen Pläne und liegt entweder quer, was folgerichtig „Querlage“ genannt wird – oder mit dem Kopf nach oben und den Füßen nach unten im Bauch, der „Beckenendlage“ oder „Steißlage“.

Aber was passiert, wenn das Kind nicht in Schädellage kommt? Erst mal entspannen, vor allem wenn die 30. Schwangerschaftswoche noch nicht erreicht ist – die meisten Kinder drehen sich wirklich ganz allein. Wenn vier Wochen vor dem Entbindungstermin immer noch der Kopf oben liegt, kann man versuchen, das Baby mit Handgriffen von außen zu drehen. Das Manöver wird meist im Krankenhaus durchgeführt und die Schwangere bekommt dafür einen Wehenhemmer, damit die Gebärmutter ganz weich ist.

Mit der einen Hand wird dann der Po des Babys ertastet und so versucht, das Kind aus dem Becken der Mutter herauszuschieben, während mit der anderen Hand der Kopf des Kindes nach unten geschoben wird, sodass das Kind im besten Fall eine Art Purzelbaum macht und in die Schädellage kommt. Tatsächlich klappt diese Drehung mit 60 Prozent Erfolgsquote recht häufig und einer vaginalen Entbindung steht dann meist nichts mehr im Wege.

Doch auch wenn das Kind sich nicht drehen lässt, gibt es Lösungen. Auch in der Beckenendlage kann man vaginal entbinden, wenn die Voraussetzungen stimmen. Dafür sucht man sich am besten ein erfahrenes Team, das diese Art der Geburt begleiten kann. Wenn das nicht infrage kommt, dann wird das Kind geplant per Kaiserschnitt geboren.

Die Übungswehen

Je näher der errechnete Termin kommt, desto häufiger kreisen die Gedanken um die Wehen. Bei jedem Ziepen und Piksen fragt man sich, ob es jetzt losgeht. Tatsächlich sind das oft aber erst mal die sogenannten Übungs- oder Senkwehen, die die Schwangere zu spüren bekommt. Denn in den letzten Wochen vor der Geburt zieht sich die Gebärmutter immer mal wieder zusammen, um den Kopf des Babys ins Becken zu drücken und somit optimal für die Geburt zu positionieren. Das ist für die Schwangere meist deutlich spürbar und auch der Bauch wird dabei richtig hart. Wenn das nur etwa einmal pro Stunde vorkommt, ist von Übungswehen auszugehen.

Ausgelöst werden sie übrigens nicht nur von der Gebärmutter, sondern auch Blase und Darm können – wenn man viel gegessen oder getrunken hat – dazu beitragen, dass der Platz im Bauch knapp wird und sich die Gebärmutter zusammenzieht, um Platz zu machen. Manchmal hilft es deshalb auf Toilette zu gehen, um die Krämpfe zu lösen. Lucie zum Beispiel spürte die Übungswehen zwar nicht nach den Mahlzeiten, sondern bei Spaziergängen. Sie musste dann immer kurz innehalten und atmen, bevor sie weitergehen konnte.

Grundsätzlich kann man sich die Wehen wie einen sehr starken Wadenkrampf – nur eben im Bauch – vorstellen. Denn auch die Gebärmutter ist ja ein Muskel, der sich zusammenzieht.

Die echten Wehen

Die ein oder andere Wehe ab und zu gehört also zu den Vorboten in den letzten Schwangerschaftswochen. Doch wenn die Kontraktionen regelmäßig und in immer kürzeren Abständen kommen, sollte man hellhörig werden. Ein Indiz für die bevorstehende Geburt sind beim ersten Kind Wehen, die in Abständen von fünf Minuten oder weniger kommen. Bleibt dieser Zustand mindestens eine halbe Stunde bestehen, ist es Zeit, die Hebamme, eine Ärztin oder einen Arzt zu verständigen oder in die Klinik zu fahren.

Für das Überwachen der Wehen gibt es mittlerweile auch eigene Apps. In den oft kostenlosen Programmen fürs Smartphone lassen sich die Wehen ganz einfach per Start- und Stoppklick timen. So bekommt man schnell einen Überblick, in welcher Zeitspanne die Wehen kommen, wie lange sie dauern und ob es Zeit ist, sich auf den Weg zu machen. Das ist auch eine schöne Aufgabe, die man an die Partnerin oder den Partner abgeben kann.

Ein weiterer Kniff, um zu überprüfen, ob es echte Wehen oder Übungswehen sind, ist ein warmes Bad. Dabei sollte das

Wasser nicht heiß, sondern nur angenehm warm sein, damit man sich vollkommen entspannen kann. Lassen die Wehen nach, war es falscher Alarm. Nehmen die Wehen zu, geht es los! Ist man entspannt, kann nämlich das Wehenhormon besser gebildet werden. Das heißt: Wenn die Geburt wirklich losgeht, dann werden die Wehen durch die warme Wanne nicht schwächer, sondern stärker. Falls der errechnete Geburtstermin noch weit entfernt ist, sollte die Lage ärztlich abgeklärt werden.

Gerade beim ersten Kind neigen viele dazu, schon bei den Übungswehen etwas zu unternehmen, und sind dann vielleicht enttäuscht, wenn sie die Geburtshelferinnen und -helfer erst mal wieder nach Hause schicken. Das muss aber gar kein Nachteil sein: Die meisten Schwangeren fühlen sich zu Hause sowieso am wohlsten und können dort während der allerersten Phase der Geburt, der Latenzphase, ihre Wehen gut veratmen und dabei entspannen. Es gibt also überhaupt keinen Grund, hektisch zu werden und unter Zeitdruck den Klinikkoffer zu packen und rasch aufzubrechen. Erst wenn die Schwangere selbst spürt, dass es jetzt wirklich losgeht, ist es an der Zeit, die Hebamme zu informieren, die die Situation einschätzt und die nächsten Schritte vorschlägt.

Wer seine Hebamme nicht erreicht oder keine hat und sich nicht ganz sicher ist, ob das nun wirklich Wehen sind, kann auch mitten in der Nacht einfach im Kreißsaal anrufen. Dort sind ebenfalls immer Hebammen verfügbar, die entweder beruhigen oder zum Vorbeikommen raten können.

FAKTENCHECK

Natürliche Geburtsauslöser

Der Geburtstermin steht vor der Tür, die Spannung steigt – aber es ist noch alles ruhig im Bauch? Angeblich gibt es Mittel und Wege, wie man die Geburt ein bisschen anschubsen kann. Aber stimmt das auch?

Sex

Geschlechtsverkehr soll helfen, die Geburt in Gang zu bringen. Angeblich sind im Sperma Hormone enthalten, die Wehen auslösen können. Außerdem soll der weibliche Orgasmus dazu führen, dass Oxytocin ausgeschüttet wird, und auch das ist ja als Wehenhormon bekannt. Doch was ist dran? Die Datenlage dazu ist wirklich sehr dünn. Erwiesen ist aber – siehe Kapitel 1 –, dass Sex völlig ungefährlich für das Baby ist. Wenn also beide darauf Lust haben und es keine medizinischen Gründe für den Verzicht gibt, darf man das ruhig versuchen.

Akupunktur

Bei dieser Behandlung aus der Traditionellen Chinesischen Medizin werden ganz feine Nadeln an bestimmte Punkte im Körper gesteckt, um Reize auszulösen, die den Körper positiv beeinflussen. Viele Hebammen bieten geburtsvorbereitende Akupunktur an und auch in einigen Kliniken ist die Nadelbehandlung möglich. Es gibt einige Studien, die darauf hindeuten, dass bei Frauen, die sich ab der 36. Schwangerschaftswoche akupunktieren lassen, die Geburt etwas seltener eingeleitet werden muss. Andere Studien hingegen konnten diesen Effekt nicht bestätigen.

Spazierengehen

Um das Baby zum Herauskommen zu bewegen, wird oft geraten, spazieren zu gehen bzw. ganz allgemein, sich viel zu bewegen. Für den Start der Geburt hilft das aber tatsächlich nicht. In dieser Zeit ist es besser, sich zu entspannen und Kräfte zu sammeln, zum Beispiel mit einem warmen Bad oder einer Massage. Unter der Geburt dagegen, also wenn man schon Wehen hat und der Muttermund ganz offen ist, kann Bewegung positiv sein. Kreisende Beckenbewegungen tun in dieser Phase oft gut und können helfen, dass der Kopf des Babys in den Geburtskanal rutscht.

Bestimmte Speisen und Getränke

Lucie hat Datteln gegessen, um die Geburt ein wenig in Schwung zu bringen. Und tatsächlich gibt es dazu eine Studie: Wenn man sechs Datteln morgens auf nüchternen Magen isst, soll die Geburt etwas früher losgehen. Lucie kann diesen Effekt aus ihrer eigenen Erfahrung allerdings nicht bestätigen. Oft werden auch bestimmte Gewürze und scharfe Speisen zur Geburtseinleitung empfohlen. Und auch daran ist ein Fünkchen Wahrheit, denn scharfe Speisen können den Geburtsvorgang wirklich beschleunigen. Früher wurde die Geburt zum Beispiel auch mit Zimt und Nelken ausgelöst. Das heißt, man sollte mit diesen Gewürzen vorsichtig sein, wenn man nicht das Ziel hat, die Geburt auszulösen. Eine konkrete Dosierung gibt es aber nicht. Wie bereits in Kapitel 4 erwähnt, gibt es auch noch den Himbeerblättertee, den man aufgrund seiner wehenauslösenden Eigenschaft nur gegen Ende der Schwangerschaft trinken sollte. Die Inhaltsstoffe steigern die Aktivität der Gebärmutter und können die Geburt auslösen.

Weitere Geburtsanzeichen

Neben den Wehen hält der Körper oft noch weitere Anzeichen bereit. Das können zum Beispiel Rückenschmerzen, Durchfall, Übelkeit, Erbrechen oder innere Unruhe sein. Auch Druck nach unten – wenn man das Gefühl hat, es drückt sehr auf die Harnblase oder den Darm – könnte ein Zeichen für die bevorstehende Geburt sein. Außerdem löst sich bei einigen Schwangeren am Muttermund ein Schleimpfropf, wenn die Geburt kurz bevorsteht. Diese dünne Schleimschicht deckt während der Schwangerschaft den Geburtskanal ab, sodass die Gebärmutter und damit das Kind vor möglichen Keimen aus der Vagina geschützt sind.

Das wohl bekannteste Zeichen dafür, dass die Geburt losgeht, ist das Platzen der Fruchtblase. Obwohl dieser Moment in Filmen oft als dramatischer Hinweis auf die bevorstehende Geburt inszeniert wird, erleben im echten Leben nur rund zehn Prozent aller Schwangeren einen sogenannten vorzeitigen Blasensprung als Start in die Geburt. Damit bezeichnet man einen Blasensprung, der auftritt, noch bevor die Wehen eingesetzt haben. In einem solchem Fall sollte man im Krankenhaus oder bei der Hebamme anrufen und besprechen, wie es weitergeht. Meist kann man einfach auf die Wehen warten, die nach einem vorzeitigen Blasensprung in der Regel von allein einsetzen. Allerdings kann es auch passieren, dass eine Einleitung notwendig wird, vor allem wenn die Blutwerte auffällig sind oder die Schwangere Fieber bekommt.

In der zweiten Schwangerschaft glaubte auch Tim einen solchen Filmmoment mit einem vorzeitigen Blasensprung zu erleben, als seine hochschwangere Freundin ein Ziehen im Bauch hatte und er den pitschnassen Stuhl unter ihr entdeckte. Doch das vermeintliche Fruchtwasser war nur Apfelsaft, den die Erstgeborene verschüttet hatte – ein im Nachhinein lustiger Fehlalarm.

Auch Lucie hatte gegen Ende ihrer Schwangerschaft einen Fruchtwasserfehlalarm. Bei ihr war es aber kein Apfelsaft, sondern einfach verstärkter Ausfluss, der sie glauben ließ, dass die Fruchtblase geplatzt sei. Das kann in der Schwangerschaft vorkommen, denn die Durchblutung der Vagina und damit der Ausfluss sind in dieser Zeit stärker als sonst.

Wenn's das Baby eilig hat – die Frühgeburt

Um eine Frühgeburt handelt es sich, wenn die Geburt vor der 38. Schwangerschaftswoche startet. Erfreulicherweise handelt es sich dabei nur um ganz wenige Babys, denn die meisten – 90 Prozent – kommen voll entwickelt in den zwei Wochen vor oder in der Woche nach dem errechneten Termin zur Welt.

Für die frühe Geburt gibt es verschiedene Gründe. Zum einen kann die verfrühte Entbindung medizinisch notwendig sein, zum Beispiel wenn eine Präeklampsie vorliegt, über die wir in Kapitel 2 schon gesprochen haben. In diesem Fall ist die vorgezogene Geburt oft die beste Möglichkeit für Mutter und Kind. Die zweite und häufigste Ursache für eine Frühgeburt sind Infektionen in der Schwangerschaft. Diese können frühe Wehen auslösen und führen auch zu einem Blasensprung, sodass oft früher entbunden wird.

Eine solche Situation kann für alle Beteiligten traumatisch sein: Der Geburtsvorbereitungskurs läuft noch, die Kliniktasche ist noch nicht gepackt und der Geburtsplan sieht vielleicht sogar eine vaginale Hausgeburt ohne Interventionen vor. Von diesem Wunschbild aus in der Notfallambulanz einer unbekannten Klinik zu landen, kann ein Schock sein.

Erst mal werden die Ärztinnen und Ärzte im Krankenhaus alles versuchen, damit das Kind noch im Bauch bleibt. Vor der 35. Schwangerschaftswoche werden zu diesem Zweck Wehenhemmer gegeben. Manchmal lässt sich die Geburt trotzdem nicht aufhalten.

Nach der frühen Geburt steht natürlich erst mal das Baby und seine möglichst gesunde Entwicklung im Vordergrund. Oft muss das Frühchen noch mehrere Wochen in der Klinik bleiben. Da bleibt zunächst meist wenig Zeit, das Geburtserlebnis zu verarbeiten. Aber nach dieser hektischen ersten Phase ist es gut, sich dafür Zeit zu nehmen und das Erlebte zum Beispiel mit einer Gesprächs- und Körpertherapie aufzuarbeiten. Auch darüber zu sprechen, hilft vielen dabei, den Verlauf der Geburt so zu akzeptieren, wie er war. So kann man das Beste aus der Situation machen und sich schließlich auch darüber freuen, dass das Schlimmste schon hinter einem liegt und man den schweren Start gut gemeistert hat.

Wenn das Baby länger braucht

Während die einen zu früh kommen, brauchen andere Babys extralange, um sich auf den Weg zu machen. Wenn eine Schwangerschaft über den errechneten Geburtstermin hinausgeht, spricht man von einer Terminüberschreitung. So war es zum Beispiel auch bei Tims Tochter. Sie kam erst zehn Tage nach dem errechneten Termin zur Welt. Lässt sich das Baby noch mehr Zeit, nämlich über 14 Tage, spricht man von einer Übertragung. Das kommt heute aber so gut wie gar nicht mehr vor, weil man meist schon während der Terminüberschreitung etwas unternimmt, um die Geburt einzuleiten.

Lucie hat mit ihrem Sohn eine Terminüberschreitung erlebt. Sie kann sich noch genau erinnern, wie anstrengend die zusätzlichen Schwangerschaftstage waren und wie sehr sie die Geburt herbeisehnte. Ihr Sohn wurde schließlich neun Tage nach dem errechneten Termin geboren. Neben der körperlichen Belastung strengen oft auch die Nachfragen von Freunden und Verwandten an, wenn sie voller Aufregung und Vorfreude täglich nachhören, ob es nicht schon so weit sei.

Ob man den errechneten Termin überschreitet oder nicht, hat übrigens nichts mit der Anzahl der Schwangerschaften zu tun, sondern mit der familiären Veranlagung. Wenn man selber deutlich nach dem errechneten Termin geboren wurde, geht man davon aus, dass auch die eigene Schwangerschaft tendenziell ein paar Tage länger geht.

FOTOCOLLAGE

Die besten Baby-Bump-Bilder

Die Wartezeit auf die Geburt könnt ihr euch mit einem witzigen „Babykugel"-Shooting verkürzen – oder macht euch einfach in euren Smartphones auf die Suche, welche coolen Pics während der Schwangerschaft entstanden sind. Die schönsten (lustigsten, kuriosesten ...) Fotos könnt ihr hier einkleben!

Medizinische Einleitungen

Verläuft eine Schwangerschaft unauffällig, muss man sich bis zum Geburtstermin keine Sorgen um das Baby machen. Danach werden dann sehr regelmäßig, nämlich alle zwei bis drei Tage, Ultraschallkontrollen durchgeführt, um zum Beispiel die Fruchtwassermenge zu kontrollieren. Sollte es nach sieben weiteren Tagen immer noch keine Anzeichen für die Geburt geben, werden Ärztin oder Arzt oder die Hebamme mit euch über eine Geburtseinleitung sprechen. Empfohlen wird, dass das Kind innerhalb von 14 Tagen nach dem errechneten Termin zur Welt kommt, denn nach dieser Zeit sind häufiger Komplikationen beim Kind zu erwarten. In Deutschland wird etwa ein Drittel aller Geburten medizinisch eingeleitet. Eine Terminüberschreitung, aber auch ein vorzeitiger Blasensprung oder ein zu großes bzw. zu kleines Kind können die Ursache dafür sein.

Gängige medikamentöse Methoden sind Tabletten oder ein Gel, das vaginal eingeführt werden kann. Aber es gibt auch mechanische Einleitungen, beispielsweise einen Ballon, der in den Gebärmutterhals eingelegt wird, oder ein vaginales Zäpfchen oder Stäbchen, das zur Reifung des Muttermundes beiträgt. Auch die sogenannte Eipollösung kann helfen, die Geburt in Schwung zu bringen. Bei dieser vaginalen Untersuchung wird nach dem Muttermund getastet. Dort gibt es eine ganz kleine Schicht, die sich zwischen Gebärmutterwand und Fruchtblase befindet und die man mit dem Finger lösen kann. Bei einem von acht Fällen löst diese Methode Wehen aus.

Bei den meisten Geburtseinleitungen geht es übrigens nicht sofort los. Man muss damit rechnen, dass es nach der Anwendung noch einige Tage dauert, bis die Geburt wirklich beginnt. In den meisten Fällen findet die Überwachung im Krankenhaus statt.

Eine weitere Möglichkeit ist der Wehentropf. Dabei bekommt man Oxytocin direkt über einen Zugang in die Vene geleitet. Es führt zu einer Anspannung der Gebärmutter, aber nicht zu einer Öffnung des Muttermundes. Daher wird diese Methode heute meistens zur Unterstützung von Wehen, aber nicht mehr für die Einleitung genutzt. Früher war das durchaus gang und gäbe und daher hören viele Schwangere „Horrorgeschichten" zur Einleitung von älteren Generationen.

Medizinisch betrachtet ist eine Einleitung – bei einer entsprechenden Indikation – nicht mit einer erhöhten Wahrscheinlichkeit für einen Kaiserschnitt und sogar mit weniger Risiken für Mutter und Kind verbunden, als wenn man nicht einleiten würde.

Als Manuela noch viel im Kreißsaal war, konnte sie am Wehenbild nie erkennen, ob es spontane Wehen oder Wehen nach einer Einleitung waren. Wenn also eine Einleitung nötig ist, auf jeden Fall entspannt bleiben: die Geburt wird dadurch nur wenig, und wenn dann eher positiv beeinflusst.

DIE KLINIKTASCHE

Eine Sache, die beim Endspurt nicht fehlen darf: die Kliniktasche. In die packt man alles, was man für den Aufenthalt im Krankenhaus braucht, und zwar am besten schon ein paar Wochen vor dem errechneten Termin. So muss man, wenn man merkt, dass es losgeht, nur zugreifen und kann direkt los. Was euch wichtig ist und was ihr braucht, bestimmt ihr natürlich selbst. Damit ihr aber nichts Wichtiges vergesst, haben wir für euch auf dieser und den nächsten Seiten eine Checkliste vorbereitet.

Für die Geburt

- [ ] bequeme Kleidung und ein bis zwei längere Shirts zum Wechseln
- [ ] Schlappen bzw. Hausschuhe, in die man leicht hineinschlüpfen kann
- [ ] warme Socken
- [ ] eine bequeme Jacke oder einen Pulli (während der Geburt friert es die werdende Mama gerne mal)
- [ ] Haargummis oder Haarband (damit man während der Entbindung keine nervigen Haare im Gesicht hat)
- [ ] Lippenbalsam (durch das bewusste Atmen werden die Lippen schnell trocken)
- [ ] Verpflegung: energiereiche Snacks wie Müsliriegel oder Obst – auch für die Begleitperson (im Kreißsaal gibt es meist nur Wasser sowie andere kalte und warme Getränke)

Für die Zeit im Krankenhaus

- bequeme Kleidung
- Schlafanzug bzw. Nachthemd
- Oberteile, die sich zum Stillen gut öffnen lassen, oder weite T-Shirts
- Bademantel
- Strick- oder Sweatjacke
- Still-BH (zwei Körbchengrößen größer als bisher)
- Stilleinlagen
- Stillkissen
- kochfeste Baumwollslips oder Wegwerfslips
- besonders saugfähige Binden (keine Tampons!)
- Handtücher, Waschlappen
- Körperpflegeartikel
- Schlafbrille (für Lichtempfindliche)
- Bücher, Zeitschriften, Zeitungen & Musik (auch zum Zeitvertreib, falls die Geburt länger dauert)
- Kleingeld (z.B. für den Getränke- oder Parkautomaten)
- Handy und Ladekabel
- im Fall einer Behinderung oder gesundheitlichen Einschränkung: Hilfsmittel (z. B. Gehhilfe, Brille, Hörgerät) und notwendige Medikamente; gut zu wissen: Kontaktlinsen sind während der Wehen und der Entbindung nicht empfehlenswert!

Für das Neugeborene

- Bodys (Gr. 50–62)
- Windeln und Wickelutensilien
- Strampler oder Höschen
- Oberteile
- Jacke
- Mütze
- Babydecke
- Spucktücher

TIPP

Babykleidung vor dem ersten Tragen unbedingt waschen!

Für den Heimweg

- bequeme Kleidung (Faustregel: Kleidung, die im 5. / 6. Monat gepasst hat)
- Autositz / Babyschale (wer mit dem Auto unterwegs ist)
- Kinderwagen oder Tragetuch (wer zu Fuß geht oder öffentlich fährt)

Wichtige Dokumente

- Personalausweis
- Mutterpass
- Versichertenkarte bzw. Versicherungsnachweis
- Familienstammbuch oder Heiratsurkunde bzw. Geburtsurkunde der Mutter, evtl. Vaterschaftsanerkennung

TIPP

Lucie hat sogar zwei Kliniktaschen gepackt: eine für den Kreißsaal, in der war alles, was sie während der Geburt brauchte. Und eine für die Zeit nach der Geburt auf der Station. Da war frische Kleidung drin, auch für ihren Mann und ihren neugeborenen Sohn, Zahnbürsten, Duschgel und Binden.

Kapitel 9

Die Geburt

Nun ist es so weit: Zeit für die Geburt! Doch wie läuft das Ganze eigentlich ab? Welche Phasen gibt es bei einer vaginalen Geburt? Und wann braucht man einen Kaiserschnitt? Wir nehmen euch mit: von den ersten Wehen bis zum ersten Schrei. Da rund 90 Prozent aller Babys im Krankenhaus geboren werden, haben wir uns für dieses Szenario als Beispiel entschieden. Übrigens: In Deutschland muss bei jeder Geburt eine Hebamme dabei sein, Ärztinnen und Ärzte hingegen sind optional. Deshalb haben wir uns natürlich auch mit vielen Hebammen unterhalten, um euch so all diese Infos praktisch aus erster Hand geben zu können.

Die Phasen der Geburt

Die Anzeichen für den Start der Geburt haben wir im letzten Kapitel schon besprochen. Zwei davon sind eindeutig: regelmäßige Wehen und das Platzen der Fruchtblase. Dann könnt ihr euch sicher sein: Es geht los! Medizinisch wird das häufig „unter der Geburt sein“ genannt.

Die Eröffnungsphase

Die erste Phase der Geburt ist die Eröffnungsphase. In dieser Zeit geht es darum, dass sich der Gebärmutterhals zurückzieht und sich der Muttermund durch die Wehen öffnet. Man kann es sich ein bisschen wie einen Rollkragenpullover vorstellen, den man langsam über den Kopf auszieht. Der Rollkragen ist der Gebärmutterhals (medizinisch „Zervix“ genannt) und der verschwindet zuerst beim Ausziehen. Was dann noch bleibt und durch den Kopf geweitet wird, ist die Öffnung, die den Muttermund symbolisiert.

Diese Phase dauert – bei der ersten Geburt – etwa 10 bis 20 Stunden. In dieser Zeit bleiben viele noch zu Hause, solange sich die Wehen veratmen lassen. In dieser Phase spielt der Partner, die Partnerin oder andere vertraute Personen eine wichtige Rolle, um die Schwangere zu betreuen, zu beruhigen und ihr diesen Teil der Geburt so angenehm wie möglich zu machen. Ein warmes Bad oder eine Massage können jetzt beispielsweise helfen. Wichtig dabei ist, mit der werdenden Mama zu besprechen, was ihr guttut – das kann individuell sehr unterschiedlich sein.

Die Kliniktasche sollte bereits bereitstehen. Auch eine Wehentracking-App kann hilfreich sein, um einen besseren Überblick über die Häufigkeit und die Intensität der Wehen zu bekommen. Als Faustregel gilt, wie schon in Kapitel 8 erwähnt: Wenn die Wehen alle fünf Minuten kommen, etwa eine Minute anhalten, und das über einen Zeitraum von mindestens einer halben Stunde, kann man langsam los ins Krankenhaus oder – bei einer Hausgeburt – zum Telefon greifen und die Hebamme anrufen. Natürlich auch jederzeit vorher, wenn man sich unwohl fühlt.

Im Krankenhaus

Im Kreißsaal angekommen wird die Schwangere und ihre Begleitung erst mal von den Hebammen in Empfang genommen, die die Situation einordnen. Meist geht es zuerst in den CTG-Raum, um die Herztöne des Babys zu überprüfen. Darauf folgt die vaginale Untersuchung. Je nachdem, ob der

Muttermund schon weit genug geöffnet ist, entscheidet sich nun, ob die Schwangere im Krankenhaus bleibt oder noch mal nach Hause darf.

Wenn die Geburt schon weit fortgeschritten ist, wird oft ein Venenzugang gelegt und die Schwangere wird „aufgenommen" (also ein bisschen Organisationskram, Versichertenkarte einlesen, ein eigenes Zimmer im Kreißsaal beziehen). Auch die Begleitperson – also der Partner, die Partnerin oder eine andere Vertrauensperson – darf bleiben, um die Schwangere zu unterstützen. Das kann die Partnerin oder der Partner sein, aber auch eine andere Vertrauensperson.

Da sich die Eröffnungsphase oft länger hinziehen kann – schließlich muss sich der Muttermund vollständig öffnen –, kann es sein, dass die Hebamme den Raum auch immer mal wieder verlässt, wenn sie den Eindruck hat, dass die Gebärende gut allein mit den Schmerzen zurechtkommt oder Paare etwas Zeit für sich brauchen. Dabei verlassen sich die Geburtshelferinnen auf ihr Bauchgefühl und ihre Menschenkenntnis und natürlich auch auf die erhobenen Befunde durch die vaginale Untersuchung.

Der Muttermund muss sich zehn Zentimeter öffnen. Jeder Zentimeter benötigt beim ersten Kind ein bis zwei Stunden Wehenarbeit, das sagt die Erfahrung. Die Wehen werden dabei intensiver, es gibt aber immer noch ausreichend Pausen. Wer es schafft, kann zwischen den Wehen kleine Nickerchen machen. Außerdem können nun die Snacks aus der Kliniktasche zum Einsatz kommen.

Sollten während der Eröffnungsphase die Schmerzen zu stark werden, ist das ein guter Zeitpunkt, um über deren Linderung zu sprechen. Während die PDA das Maximum der Schmerzerleichterung darstellt, versucht man es im ersten Schritt mit etwas leichteren Schmerzmitteln, um zu sehen, ob diese der

Schwangeren bereits ausreichend helfen. Das sind Medikamente, die man als Tablette oder über die Vene bekommt oder die manchmal auch in den Muskel gespritzt werden. Dafür hält die Hebamme Rücksprache mit dem ärztlichen Team.

TIPP

Für die Flüssigkeitszufuhr haben wir einen richtig guten Lifehack für euch: Es gibt so kleine und leichte Trinkrucksäcke, die eigentlich für Outdoor-Aktivitäten wie Wandern oder Mountainbiken gedacht sind. Da füllt man Wasser in eine Trinkblase, die mit einem Strohhalm versehen ist. Das ist sehr praktisch während der Geburt, weil eine Frau ja verschiedene Positionen einnimmt, sich auch mal bewegt und sich nicht immer aufrecht hinsetzen kann, um zu trinken. Da ist so eine flexible Trinkvariante wirklich Gold wert – und die werdende Mama ist immer gut mit Flüssigkeit versorgt. Den Rucksack könnt ihr später für seinen ursprünglichen Zweck nutzen. Nachhaltig ist dieser Tipp also auch noch.

Die Austreibungsphase

Ist der Muttermund ganz geöffnet, beginnt die Austreibungsphase. Das Baby kann sich nun durch den geöffneten Muttermund in den Geburtskanal schieben. Zum Ende dieser zweiten Geburtsphase verspüren viele den Drang zu pressen. Viele beschreiben das Gefühl so, als wenn sie mal groß auf die Toilette müssten.

Der Grund dafür liegt anatomisch auf der Hand: Zwischen dem letzten Darmabschnitt und der Vaginalwand ist nur eine ganz dünne Schicht. Und wenn der Kopf des Babys sich durch den Geburtskanal dreht, schiebt er sich an genau dieser dünnen Schicht entlang. Was sich komisch anhört, ist aber genau richtig: Wenn es sich anfühlt wie Stuhlgang bei einer starken Verstopfung, ist man mit dem Pressen auf einem guten Weg. Weil hier die Empfindung täuschen kann, ist in dieser Phase vor dem Gang auf die Toilette noch mal eine vaginale Untersuchung wichtig, um zu klären, ob ein Toilettenbesuch in Ordnung ist oder nicht.

Die Geburt

Eine grundlegende Frage bei der Geburt ist, in welcher Position die werdende Mama das Kind gebären möchte. Ein Richtig oder Falsch gibt es dabei nicht – das Wichtigste ist der Wohlfühlfaktor. Bei aller Vorbereitung ist es deshalb gut, in diesem Punkt flexibel zu bleiben: Auch wenn man sich vielleicht fest vorgenommen hat, nicht auf dem Rücken liegend zu gebären, kann es sich in der konkreten Situation plötzlich doch richtig anfühlen. Natürlich versuchen auch die Hebammen Tipps und Empfehlungen zu geben, schließlich haben sie die Erfahrung und können die Lage gut einschätzen. Sie wissen zum Beispiel, wie sich die Schwerkraft nutzen lässt, und versuchen, in enger Absprache mit der Schwangeren die bestmögliche Geburtsposition zu finden, um die Drehung des Kindes besonders leicht zu machen. Ist eine angenehme Position gefunden, heißt es in der letzten Phase der Geburt – je nach Hebamme – pressen oder schieben – gemeint ist aber das Gleiche.

In dieser Phase der Geburt kann es sein, dass die Gebärende so konzentriert ist, dass die Begleitperson kurz nicht weiß, was sie tun kann, und sich vielleicht, ähnlich wie Tim, etwas hilflos vorkommt. Er bekam den Tipp, ein feuchtes Tuch zu nehmen und seiner Freundin etwas kühle Luft zuzufächeln. So musste er nicht untätig bleiben, während seine Partnerin Schwerstarbeit leistete.

Gut zu wissen: In dieser Phase ist alles erlaubt – die gebärenden Frauen können in diesem Moment auch mal richtig wütend werden. Deshalb gilt: Nichts persönlich nehmen! Tims Freundin beispielsweise hat seine Hand so fest gedrückt, dass er kurz Angst hatte, danach selbst verarztet werden zu müssen. Trotzdem – oder genau deshalb – ist die Anwesenheit einer Begleitperson sehr viel wert und eine große Unterstützung. In diesen allerletzten Minuten, bevor das Baby geboren wird, kommt in den Krankenhäusern auch das ärztliche Personal dazu – nur für den Fall, dass etwas anders läuft als geplant.

Auch die Wehen können jetzt kurz aufhören, weil viele Gebärende einen kleinen Adrenalinstoß erleben, wenn eine weitere Person den Kreißsaal betritt. Sind die Wehen wieder im Gange, geht es weiter mit dem Schieben und Pressen, so lange, bis es auf einmal „Stopp!" heißt: Dann ist nämlich schon das Köpfchen ein bisschen zu sehen. Um Geburtsverletzungen zu vermeiden, gilt es nun, den Rest des Köpfchens ganz behutsam herauszuschieben, damit der Körper folgen kann. Für viele ist das ein unvergesslicher Moment. Lucie erinnert sich noch sehr genau an das surreale Gefühl, als der kleine Körper regelrecht hinterherflutschte und ein neuer Mensch geboren war. Auch Tim ist dieser Gänsehautmoment sehr gut im Gedächtnis geblieben, in dem ihm schlagartig bewusst wurde, dass er jetzt Vater ist.

Nun ist das Kind also auf der Welt und wird der Mutter meist gleich auf die Brust gelegt, um durch das sogenannte „Bonding“ die Mutter-Kind-Bindung zu stärken. Einige frischgebackene Mütter haben das Gefühl, dass sie dazu noch gar nicht bereit sind und noch einen Moment brauchen – das ist vollkommen in Ordnung. Das Bonding hat noch ganz lange Zeit. Wären wir in Hollywood, wäre an dieser Stelle auch schon Schluss. Sind wir aber nicht – und deshalb kommt jetzt noch die Nachgeburt!

Die Nachgeburtsphase

Liegt das Baby auf der Brust der Mutter oder vielleicht sogar auf der Brust der Begleitperson, ist es zunächst immer noch mit der Plazenta verbunden. Meist hat der Partner oder die Partnerin die Ehre, die Nabelschnur zu durchtrennen – wenn sie möchte, darf das die frischgebackene Mama aber auch selbst machen. Ansonsten übernimmt es die anwesende Hebamme, der Arzt oder die Ärztin.

Die Nachgeburt selbst ist die Plazenta und die ist am Ende der Schwangerschaft – genauso wie das Kind – richtig groß, in etwa wie zwei Handflächen. Sie wird in der Regel in der ersten halben Stunde nach der Geburt ebenfalls vaginal „geboren“ und von der Hebamme danach genau auf ihre Vollständigkeit überprüft. Wer möchte, darf sich die Plazenta übrigens mit nach Hause nehmen – man muss nur rechtzeitig Bescheid sagen. Die Gebärmutter zieht sich – nachdem Kind und Plazenta geboren sind – sofort wieder zusammen und ist meist nur noch bis zum Bauchnabel zu ertasten. Dabei war sie bis vor der Geburt des Kindes noch am Rippenbogen. Wow – was die Natur alles kann! Erst mit der Nachgeburt ist die Geburt offiziell beendet.

Wenn es anders kommt: Der Kaiserschnitt

Selbst wenn der Start in die Eröffnungsphase normal verlaufen ist, geht es manchmal nicht problemlos weiter. Bei etwa 15 bis 30 Prozent aller Geburten kommt es trotz Wehen zu einem Kaiserschnitt. Ein Grund dafür kann sein, dass sich der Muttermund nicht weit genug öffnet und damit die Geburt nicht voranschreiten kann. Bleibt er zum Beispiel über einen langen Zeitraum bei acht Zentimetern und öffnet sich nicht weiter, kann es sein, dass die medizinischen Helfer sich dafür entscheiden, einzugreifen. Auch die Herztöne des Babys sind ein wichtiger Punkt: Sind sie auffällig und der Zeitpunkt der Geburt liegt noch in der Ferne, ist das ebenfalls ein Grund für einen Kaiserschnitt.

Der Ablauf

Im ersten Fall, wenn der Muttermund sich über längere Zeit nicht weiter öffnet, kann man relativ entspannt entscheiden, den natürlichen Weg hier zu beenden, und ganz koordiniert und in Ruhe in den OP fahren. Die Schwangere bekommt – wenn noch nicht vorhanden – eine PDA oder eine Spinalnarkose.

Die Spinalnarkose ist ebenfalls eine rückenmarksnahe Betäubung, die auch bei einem ganz normalen geplanten Kaiserschnitt verwendet wird. Es dauert etwa 20 Minuten, bis die Narkose wirkt und die Kaiserschnitt-OP beginnen kann. Dabei werden der Bauch und die Gebärmutter geöffnet und das Kind geboren. Auch hier ist natürlich immer eine Hebamme anwesend. Da diese OP keine Notoperation ist, darf der Partner oder die Partnerin dabei sein, wenn das Kind zur Welt kommt.

Liegt ein dringender Grund für den Kaiserschnitt vor, wie beispielsweise eine relevante Unterversorgung des Kindes, findet ein Notfall-Kaiserschnitt statt. Das kommt glücklicherweise sehr selten vor, nur etwa ein Prozent aller Kaiserschnitte sind wirkliche Notfälle in Vollnarkose. Dabei werden viele Kaiserschnitte unter der Geburt oft auch als Notfall bezeichnet, gemeint ist aber eigentlich ein ungeplanter Kaiserschnitt. Damit der „echte" Notfall-Kaiserschnitt sofort durchgeführt werden kann, erfolgt die Operation in Vollnarkose, die wesentlich schneller als die PDA oder die Spinalnarkose wirkt. Bei dieser Notoperation darf die Begleitperson nicht mit in den Operationssaal. Außerhalb des OPs darf sie das Kind aber sofort entgegennehmen, wenn es ihm gut geht, und schon mal kuscheln.

Keine Schuldgefühle

Manche Frauen empfinden einen ungeplanten Kaiserschnitt als Versagen. Einige Mütter tragen diese negativen Gefühle lange mit sich herum. Diesen Frauen wollen wir sagen, dass ihre Gefühle völlig in Ordnung sind, dass sie aber auch sicher sein dürfen, dass sie das Bestmögliche gegeben haben. Und mehr kann niemand verlangen. Manchmal entscheidet auch das Kind, auf welche Art und Weise es zur Welt kommen will. Wenn wir das ganze Leben als ein großes Puzzle betrachten, ist die Geburt nur ein winziges Teilchen davon. Das Eltern- und Muttersein und die Beziehung zueinander sind ganz unabhängig davon, wie das Kind geboren wird.

What happens in the Kreißsaal …

Ihr merkt schon: Was bei einer Geburt passiert, ist alles sehr intim. Das kann bei einigen Frauen zu Schamgefühlen führen, weil sie Seiten an sich finden, die der Partner oder die Partnerin bisher so vielleicht noch nicht kannte – vielleicht kannten sie sie sogar selbst noch nicht. Viele Schwangere machen bei der Geburt beispielsweise einen richtigen Urschrei, den sie sich sonst gar nicht trauen würden, obwohl er sie eigentlich entlastet. Generell gilt: Im Kreißsaal ist alles erlaubt! Es ist ganz wichtig, sich nicht zurückhalten zu müssen, denn es ist immer eine Ausnahmesituation für die Gebärende. Also keine falsche Scham! Oder wie Tim sagt: „What happens in the Kreißsaal, stays in the Kreißsaal!“

Am besten ist es, wenn Schwangere und Begleitperson vorab besprechen, was sie sich wünscht und angenehm findet und was vielleicht zu viel ist. Tim hatte mit seiner Partnerin zum Beispiel den Deal, dass er ihr bei der Geburt ins Gesicht blickt, weil sie nicht wollte, dass er in dieser Situation auf ihren Intimbereich schaut und etwas sieht, was ihr möglicherweise unangenehm sein könnte. So waren die Fronten geklärt und sie mussten sich während der Geburt keine Gedanken darüber machen.

Und was eure Gefühle für das Baby angeht: Macht euch keinen Stress, wenn sich das große Liebesgefühl nicht sofort einstellt – das muss in den ersten Minuten nicht so sein. Diese Verbindung darf wachsen. Das Kind bleibt jetzt eine ganze Weile bei euch!

In diesem Kapitel habt ihr nun gehört, wie eine Geburt – zumindest in der Theorie – abläuft. Vielleicht seid ihr jetzt aufgeregt, weil das alles noch vor euch liegt. Aber keine Panik – es wird bestimmt alles gut gehen!

MINI-TAGEBUCH 3. TRIMESTER

Das große Finale: Das lange Warten hat ein Ende – das Baby kommt! Im letzten Trimester passiert noch mal richtig viel, an das man sich später gerne erinnert!

Termine & Verabredungen

Organisatorisches

Ein Brief an dich selbst

Schreib dir selbst einen Brief: Wie stellst du dir die Zeit nach der Geburt vor? Was wünschst du dir? Worauf freust du dich? Und was bereitet dir vielleicht Sorge? Sprich dir selbst Mut zu!

Das war das Schönste am 3. Trimester:

Was sonst noch wichtig war:

Lieblingsfoto aus dem 3. Trimester

[Hier ist Platz zum
Einkleben eines Fotos.]

Kapitel 10

Die ersten Stunden nach der Geburt

Die Geburt ist geschafft – wie geht es jetzt weiter? In diesem Kapitel geht es um die magischen ersten Momente nach der Entbindung, die weitere medizinische Versorgung und die große Frage, wann man gemeinsam nach Hause geht.

Oh, das Baby ist da!

Egal, ob im Geburtshaus, zu Hause oder im Kreißsaal – das Wichtigste ist erst mal, dass ihr euch da wohlfühlt, wo ihr jetzt seid. Ihr haltet euer Kind das erste Mal im Arm, seht sein zerknautschtes Gesichtchen und hört zum ersten Mal seine kleine Stimme. Verrückt, dass dieses kleine Wesen vor wenigen Momenten noch im Bauch war!

Die Käseschmiere

Viele frischgebackene Mamas und Papas sind beim ersten Anblick ihres Kindes ein bisschen überrascht, denn viele Babys kommen mit einer dicken weißen Schicht auf der Haut zur Welt: der Käseschmiere. Dieser Schutzfilm liegt wie eine Creme auf der Haut des Babys und schützt sie vor dem Fruchtwasser, das leicht sauer ist. Die Käseschmiere ist vor allem bei Babys, die etwas vor dem errechneten Termin geboren wurden, vorhanden. Bei reifgeborenen Kindern ist die schützende Schicht oft schon eingezogen und bei der Geburt nicht mehr zu sehen.

Die ersten Geräusche

Eines der ersten Dinge, die man von seinem Kind mitbekommt, ist oft ein kräftiger Schrei bei der Geburt. Und auch danach machen die Kleinen schon richtig intensive Geräusche. Auch kleine Nieser und Spucken gehören zum frühen Repertoire. Dabei handelt es sich aber nicht um die erste Erkältung, sondern um einen ganz normalen Prozess. Denn die kleinen Neuankömmlinge hatten bis vor Kurzem ja noch Fruchtwasser in der Lunge und das müssen sie erst mal loswerden.

TIPP

Nun ist auch ein guter Zeitpunkt für das erste Erinnerungsfoto, denn so süß und knautschig wie am Anfang bleibt das Kind nicht lange. Gerade in den ersten Tagen verändert sich das Aussehen der Kinder rasant. Vielleicht habt ihr auch Glück und eine der Geburtshelferinnen oder -helfer hat Zeit, ein Foto von euch zu machen. Nachdem dieser erste Schnappschuss doch etwas intimer ist, besprecht am besten vorher mit eurem Partner, eurer Partnerin oder wer euch sonst bei der Geburt begleitet hat, ob dieses Foto überhaupt verschickt werden soll bzw. wem dieses Foto gezeigt werden darf.

Wie geht es der Mama?

Während sie die ersten Momente mit dem Baby auf der Brust genießen kann, kümmert sich das Ärzte- und Hebammenteam um mögliche Geburtsverletzungen. Dazu wird der Damm – also der Bereich zwischen Vulva und Anus –

begutachtet, denn dort finden sich die meisten Geburtsverletzungen. Bei Schürfungen muss man gar nichts machen, die verheilen von alleine, aber tiefere Risse oder ein Dammschnitt müssen meist vernäht werden. Dazu wird entweder lokal betäubt oder einfach die PDA genutzt (wenn man denn eine hatte). Das geht in der Regel sehr schnell.

Bei einem Kaiserschnitt ist es natürlich etwas aufwendiger, schließlich ist die Verletzung wesentlich größer. Schicht für Schicht müssen Gebärmutter, Muskeln, Faszien und Haut versorgt werden, damit alles gut heilen kann. Das dauert etwa 30 bis 60 Minuten. Auch in dieser Zeit ist es möglich, dass die Mutter schon mit dem Baby kuscheln und Hautkontakt haben kann. Oft werden die Möglichkeit und der Wunsch im Vorfeld besprochen.

Nachdem sich die erste Aufregung langsam legt, merken viele Schwangere erst, wie erschöpft sie eigentlich sind. Und dass sie – obwohl Baby, Fruchtwasser und Plazenta herausgekommen sind – immer noch einen großen Bauch haben. Das ist ganz normal, denn die Gebärmutter braucht nach dieser intensiven Dehnung etwas Zeit, um sich wieder zurückzubilden. Und der Darm hat auf einmal wieder richtig viel Platz – auch für Luft.

Das Bonding

Den Haut-zu-Haut-Kontakt nach der Geburt nennt man Bonding. Das Bonding ist einerseits schön, um das Baby in Ruhe zu betrachten und kennenzulernen, andererseits verstärkt es die Hormonausschüttung nach der Geburt. Diese wiederum unterstützt das Stillen. In der ersten Lebensstunde wird das Baby daher erst mal auf die nackte Brust der

Mutter gelegt. Danach darf es natürlich auch Kuschelzeit mit dem Papa oder der (Co-)Mama genießen, sofern diese anwesend sind.

Übrigens muss man sich keine Sorgen machen, wenn das Bonding nicht sofort möglich ist, zum Beispiel wenn man eine Geburt unter Vollnarkose hatte. Es gibt immer noch genug Zeit, diesen Haut-zu-Haut-Kontakt nachzuholen.

Der erste Stillkontakt

Lässt man das Kind eine Weile auf der Brust der Mutter verweilen, passiert oft etwas Erstaunliches: Obwohl sie noch so klein und gerade erst geboren sind, suchen die meisten Babys instinktiv nach der Milch, heben sogar selbst das Köpfchen und robben Richtung Brustwarze. Deswegen macht man die ersten Anlegeversuche zum Stillen direkt schon im Kreißsaal. Dabei stehen einem die Hebammen zur Seite. Sie können viele gute Tipps geben, wie man die Brust dazu anregt, genug Milch zu produzieren. Wenn man das Baby möglichst früh und oft anlegt, hilft das, um dem Körper zu signalisieren, dass Milch gebraucht wird.

Welchen Bedarf das Baby direkt nach der Geburt hat, ist ganz unterschiedlich. Während die einen ordentlich Durst haben, hatte beispielsweise Lucies Sohn in den ersten Stunden gar keine Lust zu trinken und wollte nur schlafen. Sie musste ihn regelmäßig für seine Mahlzeiten wecken. Denn am Anfang sollten die Babys nicht mehr als zehn Prozent ihres Geburtsgewichts abnehmen. Dazu müssen sie etwa alle zwei bis vier Stunden trinken, um ihr Gewicht zu halten und zuzunehmen.

Aber was ist, wenn man nicht stillen möchte? Wer sich bewusst gegen das Stillen entscheidet, sollte das am besten schon bei der Geburtsanmeldung besprechen. Natürlich kann man trotzdem mit dem Baby bonden für den wichtigen Haut-zu-Haut-Kontakt.

Eine Möglichkeit ist, das Baby das Kolostrum, die allerersten Milchtropfen, noch trinken zu lassen, weil diese besonders wertvolle Inhaltsstoffe enthalten. Danach bekommt man Tabletten, die den Milcheinschuss unterbinden. Bei der Flaschennahrung gilt dann dasselbe wie beim Stillen: Das Kind sollte regelmäßig trinken, um nicht zu viel vom Geburtsgewicht ab- und schnell wieder zuzunehmen.

Das Thema Ernährung – egal, ob Stillen oder mit der Flasche – ist natürlich wichtig und oft gar nicht so einfach. Gerade anfangs kann das Stillen Probleme bereiten und mit Frust und Arbeit verbunden sein. Viele Frauen fühlen sich damit allein gelassen und denken, dass es nur ihnen so geht. Die meisten Schwierigkeiten lassen sich aber mithilfe von Hebamme und Stillberaterin gut in den Griff bekommen und dann kann Stillen sehr schön und auch sehr praktisch sein. Es ist vollkommen normal, dass man sich erst mal gemeinsam mit dem Baby auf das Stillen einstellen muss. Im nächsten Kapitel widmen wir uns dem Thema übrigens noch mal ganz ausführlich.

Die erste Untersuchung

Direkt nach der Geburt wird das Baby zum ersten Mal außerhalb des Mutterleibs durchgecheckt, und zwar nach dem APGAR-Score. Diese Untersuchung wird in der ersten, fünften und zehnten Lebensminute gemacht. „APGAR“ ist eine Abkürzung und steht für: Atmung, Puls, Grundtonus, Aussehen und Reflexe. Die einzelnen Punkte werden von der

Geburtshelferin erhoben und oft kriegen die frischgebackenen Eltern diese Routineuntersuchung gar nicht mit, weil sie so beiläufig passiert. Ist der APGAR-Score unauffällig, muss erst mal keine Kinderärztin oder -arzt hinzugezogen werden.

Die erste Untersuchung des Kindes, die U1, kann von der Hebamme, den Geburtshelfenden oder dem kinderärztlichen Team durchgeführt werden. Das ist je nach Krankenhaus sehr unterschiedlich. Tim erinnert sich, wie in seinem Beisein sogar die kleinen Finger gezählt wurden und er seinen ersten Dad-Joke über den Baby-TÜV machte. Außerdem wird das Baby gemessen und gewogen: Nun stehen die spannenden Geburtsmaße fest!

Übrigens: Die U-Untersuchungen werden euch ab jetzt begleiten. In regelmäßigen Abständen finden diese standardisierten Untersuchungen für euer Kind statt. Dafür bekommt ihr ein gelbes Heft, in dem die Ergebnisse beim Kinderarzt eingetragen werden und auf dem die Zeiträume für die Untersuchungstermine vermerkt sind.

TIPP

Wenn nach der Geburt ein wenig Ruhe eingekehrt ist, kann es auch sehr schön sein, Notizen von den ersten Stunden und Tagen zu machen. Bei all dem Neuen und der ganzen Aufregung fliegt diese Zeit oft an einem vorbei und so kann man sich später alles noch mal durchlesen und sich erinnern. Tim hat zum Beispiel lustige Sachen, die im Kreißsaal passiert sind, und die Namen vom Personal notiert, um sich später wieder daran erinnern zu können. Und auch Lucie hat sich Notizen gemacht, um diese später als Babybuch auszudrucken.

Familienzimmer oder ab nach Hause?

Die ersten beiden Stunden nach der Geburt finden meist noch im Kreißsaal statt. Hat sich die erste Aufregung gelegt, geht es dann aber schon ab auf die Wochenbettstation. Dafür bekommt man ein frisches Krankenhausbett und das Baby darf im Beistellbettchen mitkommen. Wenn auch die Partnerin oder der Partner über Nacht bleiben möchte, kann man beim Krankenhauspersonal fragen, ob es ein Familienzimmer gibt. Dann bekommt man ein eigenes Zimmer mit zwei Betten und kann es sich dort gemeinsam gemütlich machen. Lucie und ihr Mann haben sich zur Feier des Tages erst mal eine Pizza bestellt.

Üblicherweise verbringt man nach einer vaginalen Geburt zwei bis drei Tage auf der Wochenbettstation, bevor man mit dem Baby nach Hause geht. Gerade beim ersten Kind ist man dort gut aufgehoben, denn es stehen rund um die Uhr Krankenschwestern und Hebammen zur Verfügung, die in den ersten Tagen mit der Versorgung des Babys helfen können. In dieser Zeit werden weitere medizinische Tests durchgeführt, um die Gesundheit des Kindes sicherzustellen. Dazu gehören ein Stoffwechseltest gleich nach der Geburt, die U2, die nach 48 Stunden möglich ist, sowie ein Bluttest und Hörtest. Auf diese Weise muss man nach der Entlassung erst mal nicht in eine kinderärztliche Praxis.

Es gibt aber auch die Möglichkeit, ambulant zu entbinden und etwa vier Stunden nach der Geburt nach Hause zu gehen. Dafür müssen aber bestimmte Voraussetzungen erfüllt sein: Das Kind wurde vaginal geboren, der Kreislauf der Mutter ist stabil, eventuelle Geburtsverletzungen wurden versorgt, der Gang zur Toilette klappt und der Wochenfluss ist regelhaft.

INFO

Nachdem das Baby geboren ist, löst sich in der Gebärmutter die Plazenta ab und kommt als Nachgeburt heraus. Dadurch entsteht in der Gebärmutter eine Wunde, aus der in den ersten Tagen und Wochen Wundsekret abfließt: der Wochenfluss.

Außerdem sollte man eine Nachsorgehebamme haben, die zeitnah zum Hausbesuch kommt und bei allen Fragen und Problemen rund um die Nachsorge und das Stillen zur Verfügung steht und auch das Baby gesundheitlich überwachen kann. Die U2 wird dann innerhalb der ersten zehn Lebenstage in einer kinderärztlichen Praxis durchgeführt.

Nach einem Kaiserschnitt bleiben die meisten ein paar Tage länger im Krankenhaus, um sich von der Operation zu erholen. In der Regel dauert es drei bis fünf Tage, bis ihr die Klinik mit dem Baby verlassen könnt.

Ein guter Start ins Wochenbett

Egal, wie man entbunden hat und wann man nach Hause geht – nun ist erst mal Zeit, um sich zu erholen, zu kuscheln und das Stillen zu etablieren. Für die Partnerin oder den Partner heißt es nun, sich ganz der Pflege von Mutter und Kind anzunehmen. Essen kochen, aufräumen, das Baby wickeln und in den Schlaf wiegen sind nun wichtige Aufgaben. Tim hat es dabei fast ein bisschen zu gut gemeint: Er wechselte am Anfang wirklich jede Windel, sodass seine Freundin bei der U2 gestehen musste, dass sie ihr Kind noch nie selbst gewickelt hatte.

Auch Single-Mums sollten versuchen, dass sie gerade in der ersten Zeit Unterstützung von der Familie oder lieben Freunden bekommen. Denn eine Geburt steckt man nicht so leicht weg und auch wenn das Baby noch so klein ist, hat es doch schon jede Menge Bedürfnisse – das sollte man nicht unterschätzen. Also lasst euch helfen, damit ihr mit eurem Baby einen schönen Start ins gemeinsame Leben habt!

Die ersten Tage zu Hause sind auch dazu da, das Baby richtig kennenzulernen – und auch lieben zu lernen. Denn auch wenn man es aus Hollywoodfilmen anders kennt: Manche Frauen spüren nicht von Anfang an die bedingungslose Liebe zu ihrem Kind, sondern müssen sich erst mal an das Baby und das Mama-Sein gewöhnen. Auch das ist ganz normal. Macht euch da keinen Druck, wenn es euch so geht. Bindung ist ein Prozess. Viele Leute denken: Baby da, Liebe da. Das kann so sein, muss es aber nicht. Bindung entwickelt sich mit der Zeit und kann sich immer wieder verändern. Mal fühlt man sich näher, mal fühlt man sich fremder. Das Gute daran: Man hat viele Jahre Zeit, um eine gute, stabile Bindung aufzubauen.

Und ein Tipp noch: Ihr seid am Anfang nicht alleine, wenn das Baby da ist. Ihr habt im Kreißsaal und auf der Wochenbettstation ganz viele Menschen um euch herum: Hebammen, Krankenschwestern, Ärzte und Ärztinnen. Fragt sie alles, was ihr wissen wollt. Und auch der Gedanke beim Verlassen des Krankenhauses „Oh mein Gott, wie können die uns das Baby einfach so mitgeben? Wir wissen doch gar nicht, wie das geht!“ ist ganz normal. Alles, was ihr in dieser Zeit fühlt, ist vollkommen in Ordnung!

Die gute Nachricht: Man macht instinktiv meist schon ganz viel richtig und dann ist da ja auch noch die Hebamme, die anfangs hilft, alles zeigt und erklärt. Sie schaut zum Beispiel, dass die Babynase frei ist, wenn das Baby auf dem Bauch der Mama liegt, und sie zeigt, wie man das Köpfchen richtig stützt, wenn man es hochnimmt, hält und trägt.

SO WAR DAS BEI LUCIE ...

Lucie hat in den ersten Tagen nach der Geburt Tagebuch geschrieben: „Ich muss lernen, das Baby anzufassen. Ich muss lernen, das Baby alle drei Stunden zu füttern. Ich muss schlafen, meine Wunden müssen heilen. Ich muss Bilder und Gefühle verarbeiten. So fühlt es sich zwischendurch an. Nach ‚müssen‘, obwohl alles so schrecklich schön ist.“ Das ist wunderbar geschrieben und drückt aus, wie sich viele in der ersten Zeit mit Baby fühlen: superglücklich und supergefordert. Auf einmal ist da ein Baby, das man noch gar nicht kennt. Und auch, wie man mit ihm umgeht, muss man erst noch lernen.

DIE WILLKOMMENSNACHRICHT

Wenn die Geburt näher rückt, könnt ihr euch schon mal überlegen, wie ihr Familie und Freunde nach der Entbindung informieren möchtet. Die meisten schicken dafür heutzutage eine Nachricht – vielleicht auch schon ein erstes Foto – mit dem Handy oder posten die frohe Botschaft auf einem Social-Media-Kanal.

Nutzt diese Seite hier, um euch schon mal einen Text zurechtzulegen – denn nach der Geburt fehlt euch dafür erfahrungsgemäß die Zeit und vor allem die Muße!

Tims Tipp: Am besten überlegt ihr euch vor der Geburt auch schon mal, an wen die Nachricht gesendet werden soll. Das Verschicken der Nachricht ist eine gute Aufgabe für den Partner oder die Partnerin. Natürlich immer in Absprache mit der frischgebackenen Mama.

Das könnte drin stehen:

- Vorname(n) des Neugeborenen
- Datum und Uhrzeit der Geburt sowie Geburtsort
- Größe und Gewicht bei der Geburt
- kurze Info über den Gesundheitszustand von Mutter und Kind
- kurze Info zum Verlauf der Geburt
- Zitat / Gedicht
- Gruß mit Namen von Mama(s), Papa(s), Geschwisterkind(ern) ...

Und so soll der Text lauten:

Kapitel 11

Stillen und Füttern

In diesem Kapitel beschäftigen wir uns ausführlich mit dem Stillen und dem Füttern. Obwohl Muttermilch die natürliche Nahrung für Babys ist, klappt das Stillen oft nicht automatisch. Erst mal geht es deshalb um die Basics: Was ist Muttermilch überhaupt? Wie funktioniert das mit dem Stillen? Und was bedeutet es für euer Kind, wenn es nicht klappt – oder ihr gar nicht stillen möchtet? Zum Abschluss decken wir noch einige Still-Mythen auf. Und natürlich sprechen wir auch übers Füttern.

Das Stillen

Mit der Ankunft des Babys eröffnet sich eine ganz neue Welt – und in dieser warten auch Herausforderungen auf euch. Für viele frischgebackene Mamas ist das Stillen eine davon. Natürlich kann es auch leicht sein und Körper und Baby spielen sich schnell ein, doch in der Regel braucht es etwas Übung.

Die Muttermilch

Bereits in der Schwangerschaft bereitet sich der Körper und vor allem die Brust auf das Stillen vor. Durch den Hormoneinfluss der Schwangerschaft verändert sich das Drüsengewebe der Brust. Es kann sein, dass die Brust schon in der zweiten Schwangerschaftshälfte beginnt, Milch zu produzieren, die aber noch in der Brust verbleibt. Erst nach der Geburt, wenn der Mutterkuchen geboren wurde, kann ein anderes Hormon ausgeschüttet werden: das Prolaktin. Die Bedeutung dieses Hormons kann man sich so herleiten: „Pro" heißt „für etwas sein" und „Laktation" ist die Milchbildung. Prolaktin ist also das Hormon, das für die Milchbildung zuständig ist, und führt dazu, dass in der Brust Muttermilch gebildet wird. Damit die Milch auch aus der Brust herauskommt, ist zusätzlich das Hormon Oxytocin nötig, das ihr bereits aus einigen der vorherigen Kapitel schon kennt.

Produziert wird die Muttermilch übrigens über das mütterliche Blut: Die Brust wird stärker durchblutet und die kleinen Brustdrüsen nehmen sich aus dem Blut alles, was sie brauchen, und produzieren die Milch.

Seinen großen Startschuss hat dieser Prozess in den ersten Tagen nach der Geburt mit dem Milcheinschuss. In dieser Zeit wird das erste Mal richtig viel Milch in der Brust produziert, sodass sie als Begleiterscheinung stark anschwillt. Die Brüste können dabei unangenehm hart werden und wehtun. Deswegen ist es gut, Kühlpads im Kühlschrank zu haben, wie wir in Kapitel 5 schon mal erwähnt haben.

Die allererste Milch, die aus den Brüsten kommt, nennt man Kolostrum. Das Kolostrum ist besonders wertvoll, denn es enthält sehr viele Antikörper und weiße Blutkörperchen und gibt dem Baby einen ersten Immunschutz. Außerdem ist das Kolostrum die erste Nahrung, die das Baby über den Mund aufnimmt, und deswegen sehr gut verdaulich. Man erkennt das Kolostrum an der gelben Farbe und der dickflüssigen Konsistenz.

Für Babys ist Kolostrum sozusagen eine Art Superfood, das wie eine natürliche erste Impfung wirkt. Auch wenn man nicht stillen möchte, kann das Kolostrum per Hand ausgestrichen und dem Baby gegeben werden. Nach dem Kolostrum stellt sich die Brust auf die normale Muttermilch um. Das ist eine weitere faszinierende Eigenschaft der Muttermilch: Sie passt sich ständig an den Entwicklungsstand des Babys an. So erhöht sich zum Beispiel im Laufe der Zeit der Flüssigkeitsgehalt der Milch, weil das Kind mit zunehmendem Alter einen höheren Bedarf hat. Und auch der Fettgehalt, der Kohlenhydratanteil und die Proteine nehmen passend zum Bedarf des Kindes zu.

Bei jeder Stillmahlzeit ist ebenfalls alles perfekt auf die Bedürfnisse des Kindes abgestimmt: Die Vormilch, die erste Milch, die herauskommt, wenn das Baby anfängt zu trinken, ist sehr viel wässriger als die Milch, die etwas später kommt. Diese hat dafür einen höheren Fettgehalt. Wenn das Kind also nur Durst hat, kann es diesen mit der Vormilch stillen, und wenn es wirklich viel Hunger hat und Fett braucht, bleibt es lange an der Brust und bekommt somit die reichhaltigere Milch.

Die richtige Haltung

Wichtig beim Stillen ist vor allem eines: Entspannung für Mutter und Kind. Am besten nimmt man sich Zeit und einen ruhigen Ort, an dem man gut stillen kann. Als Stillende sollte man immer auch an eine entspannte Haltung für sich selbst denken. Gerade die Schulter- und Nackenpartie ist anfällig für Verspannungen, wenn man das Baby während des Stillens selbst halten muss. Ein Stillkissen, auf dem man das Baby ablegen kann, leistet hier gute Dienste und entlastet.

Üben, üben, üben

Stillen ist etwas, das beide Seiten üben müssen: Sowohl die Mutter als auch das Kind. Vielen Frauen tut dabei vor allem

Ruhe gut. Auch bei Lucie hat es am Anfang nicht einfach problemlos funktioniert. Sie merkte schnell, dass ihr Sohn und sie noch etwas brauchten, um die richtige Stillposition zu finden. Kurzerhand schickte sie ihren Partner in den Garten, damit sie und ihr Sohn gemeinsam Zeit und Ruhe hatten, das Stillen noch besser zu üben. Irgendwann waren Lucie und ihr Sohn dann ein eingespieltes Team und sie konnte in verschiedenen Positionen stillen.

Wichtig ist, das Kind und seine Bedürfnisse in Ruhe kennenzulernen und sich gut aufeinander einzustellen.

Die verschiedenen Positionen

Tatsächlich gibt es beim Stillen eine Vielzahl an Möglichkeiten, wie man das Baby anlegen kann: im Liegen, im Sitzen, halb sitzend oder sogar im Stehen. Einige können später sogar beim Gehen stillen, wenn sie gut in ihrer Stillbeziehung angekommen sind.

Idealerweise legt man das Kind so an, dass sein Kinn dort ist, wo die härteste Stelle in der Brust zu ertasten ist. Durch die Saugbewegung beim Trinken massiert das Kind die harte Brustdrüse an dieser Stelle automatisch aus. Mit ein bisschen Übung kann man sich das Kind sogar im Liegen über die Schulter legen, was dann praktisch ist, wenn man beispielsweise eine Verhärtung im oberen Teil der Brust hat. So weit zu kommen, dauert aber ein wenig und erfordert etwas Übung. Gerade direkt nach der Geburt, wenn sich der eigene Körper noch von den Strapazen der Geburt erholt, ist nicht alles sofort möglich.

Einige Frauen fürchten, dass sie dem Kind nicht gleich genug Milch zur Verfügung stellen können. Diese Sorge ist oft unbegründet, denn die ersten Tropfen sind sehr reichhaltig und in der Regel ausreichend, um das Kind anfangs zu versorgen. Bis sich die Stillbeziehung gefestigt hat, achtet auch das medizinische Personal darauf, dass das Kind nicht zu viel abnimmt. Meistens wird man erst aus dem Krankenhaus entlassen, wenn sich alles eingespielt hat.

Wenn es nicht klappt

Manchmal will es trotz aller Bemühungen einfach nicht klappen mit dem Stillen. Vielleicht produzieren die Milchzellen nicht genug oder zu viel, man bekommt einen Milchstau oder die Brustwarzen sind sehr sensibel. Wichtig ist, sich nicht unter Druck zu setzen, weil es nicht funktioniert. Dafür kann nämlich niemand etwas. Manchmal kann die Stimmung so sehr kippen, dass es für die Frau, das Baby und die ganze Familie besser ist, loszulassen und mit dem Fläschchen weiterzumachen.

Das (frühe) Abstillen

Sollte man sich von vornherein gegen das Stillen entscheiden, gibt es eine Tablette, die man innerhalb der ersten 72 Stunden nach der Geburt nehmen kann, um die Milchproduktion zu unterdrücken. Dieses Abstillen direkt nach der Geburt wird als primäres Abstillen bezeichnet. Wie bereits erwähnt, kann man auch dabei überlegen, dem Baby noch das Kolostrum zu geben, wenn man das möchte.

Außerdem gibt es das sekundäre Abstillen. So bezeichnet man das Abstillen, wenn man ein paar Tage versucht hat zu stillen und dann feststellt, dass es nicht funktioniert oder dass

SO WAR DAS BEI LUCIE UND TIM …

Unmittelbar nach der Geburt stillen die meisten Frauen. So war es auch bei Lucie und der Freundin von Tim – sie wollten es mit dem Stillen versuchen. Zum einen, weil es praktisch ist: Die Nahrung fürs Baby ist immer dabei, man braucht nichts einzukaufen oder mitzunehmen, wenn man unterwegs ist. Zum anderen spielte aber auch die (gefühlte) gesellschaftliche Erwartungshaltung eine Rolle, nach der Stillen einfach dazugehört, wenn man ein Kind bekommt.

Tims Freundin hat beide Kinder gestillt, war aber kein großer Fan davon. Gerade im Hochsommer, wenn die Kinder viel Durst hatten, war es stressig, erinnert sich Tim. So geht es vielen Frauen: Sie empfinden es als Druck, dass sie die einzige Nahrungsquelle für das Kind sind und ihren Körper immer mit jemandem teilen müssen.

Lucie stillte ihren Sohn insgesamt 14 Monate. Gegen Ende dieser Zeit war sie erschöpft, denn ihr Sohn trank nachts immer noch alle zwei bis drei Stunden. Grundsätzlich ist sie aber ein Fan der Muttermilch, weil man sie immer dabeihat und sie genau die richtigen Nährstoffe für das Baby enthält.

man es nicht möchte. Hier reicht eine Tablette nicht mehr aus, um die Milchproduktion zu stoppen. Man kann das sekundäre Abstillen zwar ebenfalls mit Tabletten unterstützen, sollte aber zusätzlich mit anderen Maßnahmen versuchen, die Milchproduktion zu reduzieren. Dazu eignen sich zum Beispiel bestimmte Tees und das Kühlen der Brust. Auch hier stehen die Hebammen oder Frauenärztinnen und -ärzte mit Rat und Tat zur Seite und haben Tipps, damit es gut gelingt.

Das Füttern mit der Flasche

Für einige Familien ist die Flaschennahrung die einzige Option, zum Beispiel wenn ein Säugling adoptiert wurde. Auch dann ist es wichtig, es sich beim Füttern schön zu machen. Ein Vorteil kann sein, dass sich beim Füttern mit der Flasche schneller ein erster Rhythmus etabliert. Und ihr könnt euch in einer Partnerschaft mit dem Füttern abwechseln. Vor allem nachts ist das ein großer Vorteil gegenüber dem Stillen.

Mutter- versus Flaschenmilch

Der Hauptunterschied zwischen Mutter- und Flaschenmilch ist natürlich die Zusammensetzung. Während sich die Muttermilch immer ganz individuell aus dem Blut der Mutter bildet und an die Bedürfnisse des Kindes anpasst, bleibt die Zusammensetzung des Milchpulvers immer gleich. Auch Antikörper und Immunstoffe kann man sehr schlecht herstellen und unter die Fertignahrung mischen. Außerdem ist natürlich der Preis ein Unterschied, denn Milchpulver muss man kaufen. Zuletzt ist es die Zubereitung: Während man beim Stillen einfach loslegen kann, hat man mit dem Milchpulver mehr Aufwand, bis man das Fläschchen zubereitet hat.

Man muss sich aber nicht für eine Art der Nahrung entscheiden, es gibt auch die Möglichkeit, eine Mischform zu wählen. Man kann sowohl stillen als auch mit dem Fläschchen zufüttern. Das Zufüttern kann entweder mit aufgehobener Muttermilch oder mit Fertignahrung erfolgen. Wenn man zusätzlich zur Brust auch das Fläschchen integriert, gibt das der Mutter mehr Freiraum, weil sie nicht immer anwesend sein muss, wenn das Baby Hunger hat. Gleichzeitig kann es für den

Partner oder die Partnerin eine schöne Möglichkeit sein, ebenfalls das Kind zu ernähren. So war es zum Beispiel bei Tim: Er freute sich sehr, als er durch das Fläschchen auch die Möglichkeit hatte, seine Kinder zu füttern. Vorher hatte er sich in Bezug auf die Nahrungsaufnahme eher nutz- und hilflos gefühlt.

Natürlich können die Partnerin oder der Partner auch beim Stillen unterstützen. Zum Beispiel indem sie der Stillenden einen ruhigen Raum schaffen, die Sachen anreichen, die sie zum Stillen braucht, und ihr den Rücken freihalten, indem andere Aufgaben wie beispielsweise der Haushalt oder die Betreuung der Geschwisterkinder übernommen werden.

Rhythmus der Nahrungsaufnahme

Früher hieß es oft, dass Babys mindestens alle vier Stunden gefüttert werden sollen, damit sie genügend Nahrung bekommen. Viele Eltern entscheiden sich mittlerweile auch dafür, das Baby nach Bedarf zu füttern oder zu stillen. Das ist auch die Empfehlung der Weltgesundheitsorganisation (WHO). Das heißt, man füttert das Baby immer dann, wenn es weint oder man glaubt, dass es Hunger hat. Oft sind die Abstände dann etwas kürzer als vier Stunden, aber auch hier ist jedes Kind anders und der Rhythmus kann sich natürlich auch immer mal wieder verändern.

Aber nicht nur das Kind kann beim Bedarf mitreden: Auch die Mutter kann das Kind anlegen, wenn die Brust hart und voll ist. Zum Stillen nach Bedarf gehören oft auch Phasen, in denen das Kind sehr oft hintereinander an die Brust möchte. Das nennt man Clusterstillen und kommt häufig in den Abendstunden der ersten Lebenswochen vor. Das Kind braucht in diesen Phasen entweder mehr Flüssigkeit oder einfach die Nähe der Mutter, was es beides durch das Stillen bekommt.

Mythen rund ums Stillen

In diesem Kapitel haben wir einige Mythen zum Thema Stillen gesammelt, die wir für euch auf ihren Wahrheitsgehalt hin prüfen wollen.

„Man darf keinen Kümmel essen, sollte aber Malzbier trinken."

Viele Frauen berichten von ähnlichen Erfahrungen wie Tims Freundin. Bereits im Krankenhaus bekam sie einen Malztrunk angeboten. Wichtig: Dabei handelte es sich nicht um reguläres Malzbier, denn in dem kann oft noch Restalkohol enthalten sein. Malzgetränke hingegen sind tatsächlich gut, weil sie viel Energie und Flüssigkeit enthalten, und beides kann man beim Stillen gut gebrauchen. Dass das Malz allerdings auch die Milchproduktion anregt, lässt sich nicht konkret mit Daten belegen. Es geht also eher um das Getränk als Nährstofflieferant.

Nun zum Kümmel: Dieser soll angeblich über die Muttermilch auch beim Kind Blähungen auslösen. Allerdings gibt es keine wissenschaftlichen Studien, die diese Zusammenhänge wirklich belegen. Muttermilch wird zwar aus dem mütterlichen Blut hergestellt, enthält aber dennoch nicht alle seine Inhaltsstoffe. Weil es eine Barriere gibt, die nicht alle Bestandteile durchlässt, wird einiges übertragen, anderes eben nicht. Deswegen muss nicht alles, was bei der Mutter zu einem Blähbauch führt, automatisch auch beim Kind Blähungen auslösen.

In anderen Ländern heißt es beispielsweise, dass das Baby einen wunden Po bekommt, wenn die stillende Mama Zitrusfrüchte isst. Auch dafür gibt es keine Belege. Die gute Nachricht ist also: Man kann erst mal alles essen, was man möchte. Wenn man dann feststellt, dass das Kind bei einem bestimmten Nahrungsmittel reagiert, kann man dieses immer noch weglassen.

„Man muss beim Stillen immer die Seite wechseln."

Einige Frauen achten beim Stillen akribisch darauf, die Brust bei jedem Stillen zu wechseln. Tims Freundin machte sich sogar Notizen dazu auf ihrem Handy. Ist diese detaillierte Dokumentation wirklich nötig? Tatsächlich kann am Anfang, wenn die Milchproduktion in Gang kommt, das Wechseln der Brustseiten gut sein, um die Milchbildung gleichmäßig in beiden Brüsten anzuregen. Ist man aber gut in der Stillbeziehung angekommen, ist es egal. Wenn man dann zweimal hintereinander die gleiche Brust zum Stillen nimmt, wird sich der Milchbedarf auf dieser Seite der Nachfrage anpassen. Es gibt auch Kinder, die an einer Seite lieber trinken als an der anderen. Sollte man zum Beispiel nur mit der linken Brust stillen, wird diese Brust deutlich größer als die andere. Mit dem Ende der Stillzeit bildet sich das jedoch wieder zurück.

„Während der Stillzeit darf man keine Medikamente nehmen und auch keine Narkose bekommen."

Das ist falsch. Die meisten Medikamente sind heutzutage sehr gut verträglich. Wichtig ist, dass alle Medikamente, die man während der Stillzeit einnimmt, mit der Ärztin oder dem Arzt abgeklärt werden. Sollte ein Medikament ausnahmsweise nicht stillverträglich sein, kann man eine Stillmahlzeit verwerfen, indem man einmal abpumpt und diese Milch wegschüttet. Die Milch wird ja ständig neu produziert.

Auch eine Anästhesie ist möglich. Wenn die Narkose beendet ist, kann das betäubende Medikament nicht mehr an die Muttermilch weitergegeben werden. Wichtig ist auch hier die Absprache mit der Ärztin oder dem Arzt.

„Wenn man dem Baby zu früh einen Schnuller gibt, bekommt es eine Saugverwirrung."

Oft wird davor gewarnt, dem Baby am Anfang einen Schnuller zu geben, um das Stillen nicht zu gefährden. Angeblich soll das Baby durch den Schnuller ein anderes Saugverhalten lernen als das, was es zum Trinken an der Brust braucht, und eine sogenannte Saugverwirrung entwickeln. Das ist aber wissenschaftlich widerlegt. Eine echte Saugverwirrung in diesem Sinne gibt es gar nicht.

„Wenn man stillt, hat man unendlich viel Durst."

Der Körper muss mehrere Hundert Milliliter Milch aus dem Blut produzieren, sodass der Flüssigkeitsbedarf in der Stillzeit tatsächlich erhöht ist. Insofern ist es wirklich gut, auf den Flüssigkeitshaushalt zu achten und lieber mal ein Glas Wasser mehr zu trinken.

„Am besten stillt man bis zum ersten Lebensjahr."

Während die Nationale Stillkommission keine maximale Dauer für das Stillen angibt, empfiehlt die WHO ein ausschließliches Stillen in den ersten sechs Monaten. Das heißt, das Kind soll im ersten halben Jahr tatsächlich nur Muttermilch bekommen. Tees oder andere Getränke sind überflüssig, denn der Flüssigkeitsbedarf kann über die Muttermilch komplett gedeckt werden. Nach sechs Monaten reichen die Nährstoffe der Muttermilch dann nicht mehr aus und die Einführung der Beikost beginnt. Man kann sein Kind aber so lange stillend begleiten, wie es für beide gut ist.

Den einen perfekten Weg beim Stillen gibt es nicht, sondern es ist wichtig, was sich für Mutter und Kind gut anfühlt. Und wenn ihr euch gegen das Stillen entscheidet, ist auch das vollkommen in Ordnung.

Kapitel 12

Das Wochenbett

Im letzten Kapitel sind wir nun beim Wochenbett angekommen. Und kaum ist der Nachwuchs auf der Welt, habt ihr vermutlich genauso viele Fragen wie nach dem Schwangerschaftstest: Was ist das Wochenbett eigentlich genau? Was darf man in dieser Zeit machen und womit sollte man besser noch warten? Wie oft kommt die Hebamme vorbei und worauf achtet sie ganz besonders?

Natürlich geht es in diesem Kapitel auch um die Aufgaben der Partner und Partnerinnen: Was ist ihre Rolle im Wochenbett? Welche Aufgaben können sie übernehmen?

Wir nehmen euch mit auf diesen letzten Teil der Babyreise – und auch in diesem Kapitel ist natürlich wieder viel Hebammenwissen eingeflossen, denn nicht nur bei der Geburt, sondern auch im Wochenbett sind die Hebammen besonders wichtig. In vielen Gesprächen mit ihnen haben wir spannende Dinge erfahren, die wir nun mit euch teilen möchten.

Das Wochenbett

Vielleicht geht es euch wie Tim und ihr wisst gar nicht, was das Wochenbett eigentlich ist. Als Tim das Wort zum ersten Mal hörte, dachte er zunächst, er muss ins Möbelgeschäft. Doch der Begriff Wochenbett bezeichnet natürlich kein spezielles Bett für frischgebackene Eltern, sondern die erste Zeit nach der Geburt. Nach offizieller Definition sind das etwa sechs bis acht Wochen. In dieser Zeit findet bei der Frau die Rückbildung statt.

Alle Veränderungen, die in der Schwangerschaft im Körper vor sich gegangen sind, fangen an, sich zu regenerieren. Das gilt vor allem für die Gebärmutter. War sie gegen Ende der Schwangerschaft bis zum Rippenbogen ausgedehnt, bildet sie sich in den ersten 14 Tagen nach der Geburt auf ihre ursprüngliche Größe zurück: von ungefähr 1000 Gramm direkt nach der Geburt auf circa 50 bis 100 Gramm. Dass der Körper nach fast zehn Monaten Schwangerschaft und der Geburt nur ein paar Wochen braucht, um sich so zu erholen, ist eigentlich – nach dem Baby – das nächste Wunder.

Neben der vielfältigen körperlichen Regeneration ist das Wochenbett auch eine Zeit, in der viele psychische Prozesse ablaufen. In dieser Zeit liegen Freude, Glück, Sorgen und Überforderung ganz eng beieinander. Und genau dafür braucht es Raum.

Während die frischgebackene Mama das Wochenbett tatsächlich am besten im Bett verbringt, um ihrem Körper die nötige Ruhe zu gönnen, kann der Partner oder die Partnerin nun verstärkt aktiv werden und sich um den Haushalt und alles Weitere kümmern. Natürlich soll aber auch das Kuscheln nicht zu kurz kommen, sowohl mit dem Baby als auch mit der Partnerin bzw. dem Partner.

Viele erleben das Wochenbett als besonders intensive Zeit. So ging es auch Lucie, die sich noch genau an die ersten Wochen erinnert, in denen sie sich gemeinsam mit ihrem Partner und ihrem Sohn zurückzog, damit sie sich alle kennenlernen und aneinander gewöhnen konnten. Ihnen ging dabei auch das Zeitgefühl ein bisschen verloren. Wichtig war nur das Hier und Jetzt mit dem Baby.

Sich Zeit nehmen

Lucies Erzählung klingt sehr romantisch und wunderschön – und das ist diese Zeit auch! Doch zum Wochenbett gehört genauso, dass es (trotzdem) anstrengend und schmerzhaft sein kann. Von daher ist es wichtig, dass man sich nicht unter

DIE 10 BESTEN TIPPS FÜR EIN ENTSPANNTES WOCHENBETT

Mit ein bisschen Vorbereitung könnt ihr euch das „Kindbett" – wie das Wochenbett früher genannt wurde – stressfreier gestalten. Aus unserer Erfahrung heraus können wir euch dieses „Best of" an die Hand geben:

1. Macht es euch gemütlich!

Es heißt zwar Wochenbett, das bedeutet aber nicht, dass ihr wirklich 24/7 liegen müsst. Richtet euch also nach Möglichkeit schon vor der Geburt in euren vier Wänden verschiedene gemütliche Ecken ein, wo ihr es euch bequem machen könnt.

2. Legt euch Lebensmittelvorräte an!

Gerade nach der Geburt ist es wichtig, sich ausgewogen zu ernähren, um genug Energie fürs Stillen zu haben. Dank Schlafmangel und Schlabberlook ist der nächste Supermarkt oft aber (gefühlt) in weiter Ferne. Daher ist Meal Prep hier das richtige Stichwort: Kocht vor, gefriert ein oder legt euch zumindest einen Vorrat an haltbaren Produkten an, aus denen ihr schnell und einfach was Gesundes kochen könnt. Auch kleine Snacks für zwischendurch nicht vergessen!

3. Habt ein paar Hausmittel parat!

Ob entzündete Brustwarzen vom Stillen, eine schwächelnde Verdauung oder eine schmerzende Kaiserschnittnarbe – es ist ungemein entlastend, für den Fall der Fälle vorbereitet zu sein und nicht in Drogerie oder Apotheke hetzen zu müssen. Besprecht am besten mit eurer Hebamme, was sich an Hausmitteln anbietet – so habt ihr jederzeit ein SOS-Kit griffbereit.

4. Hebt die Umstandskleidung auf!

Auch wenn sich manche von euch sicher schon freuen, wieder ihre alten Klamotten anzuziehen: Im Wochenbett geht Bequemlichkeit vor! Was um den 6. Monat herum gut gepasst hat, ist genau das Richtige für die Wochen nach der Geburt.

5. Räumt den Kalender frei!

Vielleicht freut ihr euch schon darauf, nach der Geburt wieder „alles" machen zu können, und plant munter Dates mit Familie und Freunden. Unser Tipp aber ist – abgesehen von den wichtigen Terminen mit der Hebamme, den Vorsorgeuntersuchungen fürs Baby und dergleichen –, alles aus dem Kalender zu streichen, was nicht unbedingt notwendig ist. Nehmt euch die Zeit fürs Ankommen und Zusammenwachsen.

6. Organisiert euch Hilfe!

Aufräumen, putzen, waschen, einkaufen – diese alltäglichen Dinge können im Wochenbett zu einer echten Herausforderung werden. Vielleicht findet sich ja im Familien- oder Freundeskreis oder unter euren Nachbarn jemand, der euch ab und zu unter die Arme greifen kann. Auch kleine Dinge können schon helfen! Wie wäre es, sich statt des zwanzigsten Stramplers einmal eine andere Art von „Essen auf Rädern" schenken zu lassen? Wenn es euch finanziell möglich ist, kann es auch sinnvoll sein, zumindest für kurze Zeit eine Haushaltshilfe zu beschäftigen.

7. Sorgt für (entspannende) Unterhaltung!

Zwar wird im Wochenbett natürlich das Baby im Mittelpunkt stehen, aber wenn es mal schläft, solltet ihr nicht gleich aufspringen und den Haushalt machen, sondern auch euch selbst Ruhe gönnen. Deckt euch also ein mit (Hör-)Büchern, Zeitschriften, Serien und was sonst noch für Entspannung sorgt. Leichte Kost – sonst meist eher „guilty pleasure" – ist dabei ausdrücklich erlaubt!

8. Füllt euren Vorrat an Drogerieprodukten auf!

Stillen, wickeln, tragen, und das in Dauerschleife – da bleibt wenig Zeit für stundenlange Beauty-Sessions. Damit ihr euch zwischendurch aber trotzdem mal ein Mini-Wohlfühlprogramm gönnen könnt, seht zu, dass ihr euer Lieblingsduschgel und andere persönliche Favoriten in ausreichender Menge zu Hause habt.

9. Schafft euch eine sanfte Nachtbeleuchtung an!

Damit ihr nachts beim Stillen, Wickeln und Co. nicht jedes Mal Festbeleuchtung anmachen müsst, die euch grell in den Augen brennt, empfiehlt es sich, schon im Vorfeld softe Lichtquellen zu installieren. Über dem Wickeltisch beispielsweise sorgt eine Wärmelampe für genug Helligkeit, im Gang zwischen Schlaf- und Kinderzimmer kann ein Nachtlicht mit Bewegungsmelder sinnvoll sein.

10. Erstellt eine Chatgruppe!

Nicht nur für die Willkommensbotschaft, auch für nachfolgende süße Babyfotos oder – siehe Punkt 6 – für Bitten um spontane SOS-Unterstützung kann eine Chatgruppe eurer engsten Kontakte hilfreich sein.

Druck setzen lässt oder selbst zu hohe Erwartungen an diese Phase hat. Es geht vor allem darum, sich zu erholen und das Baby und seinen Charakter kennenzulernen. Nach und nach erarbeitet man sich eigene Routinen mit Schlafen, Wickeln und Füttern und dafür braucht man Zeit und Ruhe.

Deshalb ist es gut, wenn man Freunde und Verwandtschaft schon im Vorfeld darüber informiert, dass diese erste Zeit erst mal nur dafür reserviert ist, in der neuen kleinen Familie anzukommen. Jede Störung von außen – wie zum Beispiel ein Besuch – kann einen da ein bisschen rausbringen. So war es auch bei Tim. Er war beim ersten Kind so stolz, dass er sein Glück am liebsten mit allen teilen wollte, und lud fleißig Besuch ein, bis seine Freundin irgendwann die Notbremse zog. Beim zweiten Kind hatte er daraus gelernt und ließ alles viel entspannter angehen.

Wenn Verwandte oder Freunde gerne helfen oder etwas schenken wollen, ist ein guter Tipp, sich Essen zu wünschen. Selbstgekochtes, das auf der Fußmatte platziert werden kann, oder eine Lieferung vom Lieblingspizzadienst ist eine schöne und hilfreiche Überraschung im Wochenbett. Auch nett gemeinte Nachfragen von Freundinnen und Freun-den können am Anfang Druck ausüben und die Ruhe stören. Deshalb sollte man das Handy erst mal liegen lassen und die Nachrichten später beantworten, wenn man sich nach und nach in die neue Situation eingefunden hat.

Auch andere Verpflichtungen, wie beispielsweise der Haushalt, dürfen in den ersten Wochen ruhig hintenangestellt werden. Für die Hebamme ist es sogar eher ein gutes Zeichen, in eine chaotische Wohnung zu kommen, weil sie dann das Gefühl hat, die Eltern fokussieren sich komplett darauf, ihr Baby kennenzulernen. Gleiches gilt übrigens auch für das eigene Erscheinungsbild: Strubbelige Haare und Schlafanzug sind im Wochenbett ausdrücklich erlaubt. Macht euch da also bitte keinen Stress!

Viele Partner und Partnerinnen erleben das Wochenbett als Chance, endlich etwas beitragen zu können. So empfand es auch Tim: Für ihn war das Wochenbett die Chance, selbst aktiv zu werden. Er bereitete die Mahlzeiten zu, schmiss den Haushalt, schuckelte das Baby und sortierte die ganzen Geschenke und Karten zur Geburt. Beim ersten Kind nahm er sich dafür zwei Wochen Urlaub. Allerdings merkten er und seine Freundin schnell, dass ihnen das eigentlich zu kurz war. Beim zweiten Kind war er dann vier Wochen zu Hause.

Solange sich die frischgebackene Mama noch von der Geburt erholt, kann es sehr hilfreich sein, wenn der Partner oder die Partnerin ihr etwas Me-Time ermöglicht. Das Baby mit ins Wohnzimmer zu nehmen oder eine Runde mit dem Nachwuchs spazieren zu gehen, gibt der „Wöchnerin" – ein früher gebräuchlicher Name für Frauen im Wochenbett – Raum und Zeit, auch mal ein oder zwei Stunden ohne das Kind zu sein und beispielsweise einfach mal die Schlafzimmertür hinter sich zuzumachen und sich ordentlich auszuschlafen.

Die Hebamme

Während ein Besuch in der ärztlichen Praxis in der Regel erst wieder sechs Wochen nach der Geburt und somit zum Ende der Wochenbettzeit vorgesehen ist, spielt die Hebamme in der Zeit unmittelbar nach der Geburt eine wesentlich größere Rolle. Die Nachsorgehebamme ist im Wochenbett eure Hauptansprechpartnerin.

Wenn ihr das möchtet, kommt sie direkt am Tag der Entlassung aus dem Krankenhaus zu euch nach Hause. Sie ist sowohl für die medizinische als auch für die psychosoziale Betreuung der Mutter und des Kindes nach der Geburt da und ihre Leistungen werden von der gesetzlichen Krankenkasse übernommen. Schätzungen zufolge werden nur circa 50 Prozent aller werdenden Eltern durch eine Hebamme betreut. Wenn ihr also von dem Anspruch Gebrauch machen möchtet, solltet ihr euch schon früh in der Schwangerschaft um eine Hebamme kümmern.

In den ersten zehn Lebenstagen des Kindes stehen euch tägliche Besuche der Hebamme zu, bei Bedarf sogar bis zu zweimal am Tag. Am besten sprecht ihr euren individuellen Bedarf im Vorfeld mit der Hebamme ab, damit sie planen kann. Hebammen sind nämlich oft weit im Voraus ausgebucht. Auch die Kommunikation und Erreichbarkeit klärt man am besten gleich am Anfang, zum Beispiel ob es okay ist, nach Feierabend – also außerhalb der Arbeitszeiten – kurze Fragen per Messenger zu besprechen oder nicht. Viele Hebammen teilen sich ihre Praxis mit Kolleginnen und Kollegen, die oft auch die Vertretung übernehmen, sollte die eigentliche Hebamme krank oder bei einer Geburt sein. Auch das kann man beim Kennenlerngespräch erfragen und klären.

Neben der Gesundheit des Babys geht es bei den ersten Nachsorgebesuchen besonders um die Themen Stillen bzw. Füttern und den Prozess des Elternwerdens. Schließlich ist es kein alltäglicher Vorgang: Frischgebackene Mamas und Papas und ihre Kinder brauchen einfach Zeit, um sich kennenzulernen und „zusammenzuwachsen". Außerdem schaut die Hebamme nach dem Körper der Frau, ob der Wochenfluss normal verläuft und ob alle Geburtsverletzungen gut verheilen.

Am stärksten ist dieser in den ersten drei Tagen. In dieser Zeit kann es auch passieren, dass sich mittelgroße Blutklumpen – sogenannte „Koagel" – bilden und mit dem Wochenfluss herauskommen. Sie entstehen, wenn sich Blut in der Vagina sammelt, verklumpt und dann abgeht. Viele Frauen denken, dass es sich dabei um Plazentareste handelt, und erschrecken sich sehr. Tatsächlich sehen diese Koagelabgänge sehr ähnlich aus, sie sind am Anfang aber ganz normal und gehören zum normalen Wochenfluss. Für diese erste Zeit gibt es extragroße Binden, die den Wochenfluss aufnehmen. Die Hebamme schaut sich diese eventuell auch an, um zu prüfen, ob Menge und Farbe des Ausflusses in Ordnung sind. Nach etwa drei Tagen wird der Wochenfluss bei den meisten Frauen schon deutlich schwächer, er sollte aber trotzdem noch vorhanden sein. Denn wenn es noch eine innerliche Blutung gibt, die aber aus irgendeinem Grund nicht mehr abfließen kann, entsteht ein Stau des Wochenflusses. Den nennt man „Lochialstau" und er kann schlimmstenfalls zu einer Entzündung der Gebärmutter führen. Wenn man keine Hebamme hat, der Wochenfluss ausbleibt und noch Schmerzen und Fieber hinzukommen, ist es auf jeden Fall gut, sich an seinen Arzt oder seine Ärztin zu wenden.

Um eine Entzündung zu verhindern, sollte man einige Dinge beachten: Es ist wichtig, dass man während des Wochenflusses noch nicht baden geht. Hierbei geht es vor allem um Badeseen oder das Meer. Die eigene Badewanne stellt eine Ausnahme dar, weil dort die Keimbelastung deutlich überschaubarer ist. Das ist meist schon früher wieder möglich – nach Absprache mit der Hebamme. Wichtig ist außerdem, dass man in der Zeit keine Tampons oder Menstruationstassen benutzt, weil diese ebenfalls ein Infektionsrisiko bergen. Bei den meisten Frauen ist die Plazentawunde in der Gebärmutter nach etwa drei bis sechs Wochen verheilt und der Wochenfluss damit beendet.

Übrigens: Auch nach einem Kaiserschnitt hat man in der Regel Wochenfluss, meist aber etwas weniger als bei einer vaginalen Geburt. Oft hält der Ausfluss auch nicht ganz so lange an. Allerdings sollte er schon bis zur zweiten oder dritten Woche nach der Geburt dauern, sonst könnte auch das ein Hinweis auf einen Lochialstau sein, der ärztlich abgeklärt werden muss.

Das Wochenbett nach dem Kaiserschnitt

Ein Kaiserschnitt ist eine richtig große Bauchoperation – das darf man nicht vergessen. Dementsprechend braucht der Körper danach mehr Zeit für die Heilung. Diesen Prozess kann man durch Ruhe und Schonung am besten unterstützen. Die Fäden, die für die Wundversorgung verwendet werden, sind in der Regel selbstauflösend. Gegen die Schmerzen darf und sollte man Schmerzmittel einnehmen. Sorgen um das Stillen müsst ihr euch aufgrund der Schmerzmittel keine machen, im Gegenteil: Es ist gut, wenn man zu starke Schmerzen nach einem Kaiserschnitt nicht einfach „erträgt“.

Direkt nach der Operation ist die Kaiserschnittnarbe oft noch rot und geschwollen. In diesem Fall ist es wichtig, dass kein Druck auf die Narbe ausgeübt wird. Man sollte also Kleidung vermeiden, die zu eng anliegt und auf der Narbe reibt. Außerdem bitte am Anfang nicht zu schwer tragen. Als Faustregel kann man sich merken, dass man nichts hochheben sollte, was schwerer als das Baby ist. Dieser Merksatz gilt übrigens genauso für Frauen nach einer vaginalen Geburt. Diese Vorgabe sollten frischgebackene Mamas beherzigen, auch wenn es manchmal schwer ist, gerade wenn beispielsweise ein älteres Geschwisterkind des Neugeborenen herumgetragen werden möchte.

Der Beckenboden

Am Anfang des Wochenbetts sollte man die meiste Zeit in Ruhe im Liegen verbringen. Neben dem allgemeinen Zu-Kräften-Kommen geht es dabei vor allem um den Beckenboden, denn der braucht nach der Geburt Zeit, um sich zu erholen. Als Beckenboden bezeichnet man das Bindegewebe, die Sehnen und vor allem die dreischichtige Muskulatur, die das Becken nach unten begrenzen. Der Beckenboden schützt und trägt die inneren Organe und sorgt dafür, dass die Schließmuskeln von Darm und Blase funktionieren. Während der Schwangerschaft muss der Beckenboden das immer schwerer werdende Kind halten und tragen – eine ganz schöne Belastung und Herausforderung.

Nach der Geburt können so banale Dinge wie niesen, husten oder lachen unangenehm sein, weil dabei unwillkürlich Urin abgehen kann. Wenn man merkt, dass ein Niesen oder ein Husten anrollt, kann man den Beckenboden entlasten, wenn man beim Niesen oder Husten den Kopf wendet und über eine Schulter schaut.

Auch die Bänder, die man im Gegensatz zu den Beckenbodenmuskeln nicht trainieren kann, brauchen Zeit, sich zu regenerieren. Deswegen ist es anfangs so wichtig, dass man möglichst viel liegt.

Langsam wieder in Bewegung kommen

Bei vielen Mamas kommt nach ein paar Tagen Unruhe und der Wunsch nach frischer Luft und einem Tapetenwechsel auf. Für Sport ist es zwar noch ein wenig früh, aber einen kleinen Spaziergang kann man – je nach eigenem Gefühl und persönlicher Verfassung – langsam wieder ausprobieren. Lucie versuchte nach einer Woche einen ersten kleinen Ausflug nach draußen und war überrascht, wie kurzatmig sie war. Das ist nach all der Anstrengung aber ganz normal: Die Geburt, die Rückbildung, die Milchbildung und der Schlafmangel kosten den Körper unglaublich viel Energie. Etwa acht bis zwölf Wochen nach der Geburt ist der Körper dann so weit regeneriert, dass man langsam mit dem Rückbildungskurs starten kann.

Sex im Wochenbett

Grundsätzlich kann man sagen, dass es beim Thema Sex im Wochenbett kein Richtig oder Falsch gibt, sondern man es immer vom eigenen Gefühl abhängig machen sollte. Die Frau gibt das Tempo vor, für sie muss es sich gut anfühlen. Solange der Wochenfluss allerdings noch anhält, sollte man beim Geschlechtsverkehr ein Kondom verwenden, um die Wundfläche in der Gebärmutter zu schützen. Tatsächlich ist es auch in dieser Zeit schon wieder möglich, schwanger zu werden, von daher ist ein Kondom gegebenenfalls doppelt hilfreich. Stillen ist keine sichere Verhütungsmethode, auch wenn sich dieser Mythos bis heute hartnäckig hält.

ERINNERUNGSALBUM

Mit einem (Baby-)Tagebuch bzw. einem Erinnerungsalbum könnt ihr „für später“ schöne Momente und wichtige Meilensteine für euch und euer Kind festhalten. Hier ein paar Ideen, was so ein Album beinhalten kann:

- die vielen „ersten Male“ (erster Brei, erstes Mal selbstständig essen, erstes Wort, erster Zahn usw.), am besten mit allen „Begleiterscheinungen“ notiert (= wann, wo, wie, was?)
- wichtige Entwicklungsschritte (sich selbstständig umdrehen, krabbeln, laufen; später: Rad fahren, schwimmen, lesen, schreiben usw.)
- Kindermund (z.B. lustige Wortneuschöpfungen, Lieblingswörter, witzige Buchstabenverdreher, Kuddelmuddel-Sätze zum Schmunzeln)
- besondere Erlebnisse mit eurem Kind (Ausflüge, Urlaube ...)
- weitere Highlights im Leben eures Kindes (Kita-Start, erster Schultag, Schulübertritt; evtl. religiöse Feierlichkeiten wie Taufe, Kommunion, Firmung/Konfirmation etc.)

Wie oft ihr etwas eintragt und wie lange ihr so ein Tagebuch führt, bleibt natürlich euch selbst überlassen. Aber gerade in den ersten 12 Monaten passiert so viel, dass so ein Album in dieser Zeit natürlich am spannendsten ist. Wer Lust hat, kann die Einträge aber auch bis zur Grundschule oder sogar noch länger fortführen. So ein Album kann dann auch eine schöne Überraschung und ein sehr persönliches Geschenk für das Kind zum 16. Geburtstag oder sogar zur Volljährigkeit sein – besonders dann, wenn ihr das Tagebuch bis dato „geheim gehalten“ habt.

Das Baby im Wochenbett

Neben der gesundheitlichen Betreuung der Frau geht es im Wochenbett auch um das Baby. Die Hebamme interessiert sich in dieser Zeit zum Beispiel für die vollen Windeln. Sie verraten nämlich, ob das Baby ausreichend mit Milch versorgt wird. Während es ganz am Anfang täglich nur wenige Windeln sind, sollte das Baby nach ein paar Tagen etwa sechs bis acht nasse Windeln pro Tag produzieren.

In den ersten Tagen muss sich erst mal alles einspielen. Viele Kinder verlieren in dieser Zeit zunächst ein wenig Gewicht. Das ist ganz normal, allerdings sollten es maximal 10 Prozent vom Geburtsgewicht sein. Anschließend – etwa ab dem 5. oder 6. Lebenstag – sollte das Kind langsam wieder zunehmen und möglichst ab dem 10. bis 14. Lebenstag sein Geburtsgewicht allmählich wieder erreicht haben.

Anfangs kann es manchmal passieren, dass sich aus der Blase des Babys kleine Harnsäurekristalle lösen und über den Urin ausgeschieden werden. Diese färben den Urin orange. Auf den ersten Blick sieht das beim Wickeln manchmal aus, als wäre das Blut – ein Schreckmoment für viele Eltern. An dieser Stelle können wir euch beruhigen: Das ist ganz normal und gar nicht bedenklich.

Der Stuhlgang

Auch der Stuhlgang des Babys wird regelmäßig geprüft, denn in den ersten Tagen durchläuft er große Veränderungen. Nach dem ersten klebrigen, schwarzen sogenannten „Kindspech“ wird er in der Regel grün-bräunlich, dann hellgrün und zum Schluss scheidet das Baby currygelben Muttermilch-

stuhlgang aus. Das ist eine große Bandbreite, aber dieser Verlauf ist ebenfalls vollkommen normal.
Ein Alarmsignal hingegen ist entfärbter weißer Stuhlgang. Das kommt glücklicherweise nur sehr selten vor, sollte dann aber auf jeden Fall kinderärztlich abgeklärt werden, weil das ein Hinweis auf eine Lebererkrankung sein kann.

Der Bauchnabel

Nachdem die Nabelschnur durchtrennt wurde, bleibt am Nabel des Babys noch ein kleiner Rest bestehen. Innerhalb der ersten zwei Lebenswochen trocknet er zunächst ein, verfärbt sich bräunlich-schwarz und fällt dann ab. Am besten lässt man die Stelle einfach in Ruhe und hält sie trocken. Die Hebamme kontrolliert den Heilungsprozess bei ihren Besuchen regelmäßig. Wenn der Nabel sehr stark schmiert, kann die Hebamme ihn vorsichtig reinigen, die Eltern müssen in der Regel nichts machen. Hier gilt: Weniger ist mehr.

Die Signale des Babys deuten

Viele Eltern verunsichert es anfangs, wenn ihr Baby weint. Aber das ist seine Art, Bedürfnisse zu äußern, etwas anderes kann es noch nicht. In den ersten Tagen ist das Weinen fast immer ein Zeichen von Hunger. Viele denken auch an Bauchweh, tatsächlich geht das aber oft erst nach ein bis zwei Wochen los.

Weinen kann außerdem ein Zeichen für die Verarbeitung von äußeren Eindrücken sein oder ganz einfach Müdigkeit. Babys müssen das Schlafen nämlich erst mal richtig lernen.

BRIEF AN DAS BABY

Wenn sich die erste Aufregung nach der Geburt gelegt hat und ihr vielleicht gerade mal ein wenig Zeit und Muße habt (Stichwort: Me-Time!), bietet es sich an, dass ihr eurem Kind einen ersten Brief schreibt.

In diesem Brief kann alles seinen Platz finden, was ihr eurem Kind sagen möchtet (das es nur jetzt noch nicht versteht): eure Gefühle während der Schwangerschaft; eure Wünsche, Träume und Hoffnungen für die Zukunft eures Kindes; welche Versprechen ihr ihm für sein Leben mitgeben möchtet.

Dieser Brief wird nicht nur irgendwann eine schöne Erinnerung für euer Kind sein. Auch ihr werdet euch beim Schreiben (unbewusst) mit euren eigenen Werten in Sachen Erziehung und euren Vorstellungen vom Mama-, Papa- bzw. Elternsein auseinandersetzen.

So kann dieser Brief auch für euch ab und an ein wichtiger Reminder sein – gerade dann, wenn die Zeiten herausfordernd sind, beispielsweise in der Autonomiephase oder später in der Pubertät.

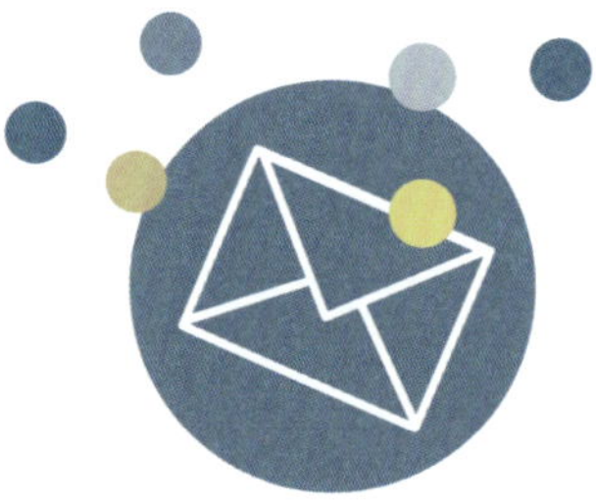

Sie haben, wenn sie auf die Welt kommen, noch keinen Tag-Nacht-Rhythmus. Oft schlafen Babys am Anfang sogar tagsüber besser als nachts. Das kommt daher, weil tagsüber mehr Geräusche vorhanden sind. Die Stimme von Mama und/oder Papa beispielsweise wirken auf viele Babys beruhigend. Dementsprechend ist es nicht hilfreich, Kinder tagsüber ins dunkle Schlafzimmer zu legen, so wie man es selbst vielleicht machen würde. Das Baby kann ruhig im Wohnzimmer bleiben und dort schlafen.

Nachts ist es oft schwieriger, denn es sind weniger Geräusche zu hören. Wenn das Baby in seinem Bettchen liegt, kann es die Eltern nicht sehen, weil es am Anfang nur ungefähr 20 Zentimeter weit gucken kann – im Dunkeln vielleicht sogar noch weniger. Auch die Atmung und den Herzschlag der Mutter und Berührungen spürt es so nicht mehr. Das ist für viele Kinder erst mal unheimlich und führt dazu, dass die Nächte oft unruhig sind und die Kinder viel schlechter zur Ruhe kommen als tagsüber.

Natürlich ist das von Kind zu Kind unterschiedlich, aber bei vielen Babys dauert es lange, bis sie regelmäßig durchschlafen. Bei Lucie hat es zum Beispiel erst nach einem Jahr so richtig gut geklappt und es gab auch danach immer mal wieder Phasen, in denen es erneut schwierig war.

Was ist ein Schreibaby?

Wenn das Baby nicht nur weint, sondern regelrecht schreit und sich weder durch Nahrung beruhigen lässt noch anderweitig in den Schlaf findet, kommt einem schnell der Begriff „Schreibaby“ in den Sinn. Doch wie viel Schreien ist normal und wann ist es wirklich zu viel? Nach der klassischen

Definition ist ein Baby erst ein Schreibaby, wenn es mehr als drei Stunden am Tag, an mehr als drei Tagen die Woche, über mehr als drei Wochen hinweg schreit. Trotzdem kann natürlich auch schon weniger langes Schreien sehr anstrengend sein und die Betroffenen an ihre Belastungsgrenze bringen. Deswegen ist wichtig: Wenn man das Gefühl hat, dass man Unterstützung braucht, kann es gut und hilfreich sein, eine Beratungsstelle aufzusuchen. Außerdem sollte man per Ausschlussverfahren versuchen, die Gründe für das Schreien herauszufinden. Als Allererstes dabei immer an Hunger denken. Wenn man das für sich ausgeschlossen hat, könnten es auch starke Reize sein, die das Kind verarbeiten muss, zum Beispiel viel Besuch. Wenn das der Grund sein könnte, ist es sinnvoll in den Tagen danach diese Reize zu reduzieren und zu schauen, wie es dem Kind damit geht. Wenn Müdigkeit als Hauptursache für das übermäßige Schreien ausgemacht werden kann, ist es wichtig, Strategien zu entwickeln, damit das Baby besser einschlafen kann.

Trotz aller Detektivarbeit kann es trotzdem sein, dass es immer mal wieder Phasen gibt, in denen das Kind schreit, ohne dass sich klären lässt, woran das liegt. Wenn die Verzweiflung groß ist, ist es in Ordnung, den Raum kurz zu verlassen, um einmal durchzuatmen. Damit ist nicht gemeint, das Baby ewig schreien zu lassen, sondern vielleicht einen Schluck Wasser zu trinken und dann mit neuer Energie zurückzukommen. Das ist auch für das Baby besser, weil so die Anspannung im Raum etwas nachlässt und der Druck ein wenig entweichen kann. Wichtig ist, sich nicht für seine Gefühle zu schämen. Es ist ganz normal, in solchen Phasen genervt vom eigenen Baby zu sein.

Lucie erinnert sich noch gut an diese Phasen und an die schlechte Laune in solch schlaflosen Nächten, die auch zu schärferen Wortwechseln zwischen ihr und ihrem Partner führten. Ihr Tipp: Nehmt das alles nicht zu ernst. So geht es sehr vielen Eltern und man sollte in diesen stressigen Situationen nicht jedes Wort auf die Goldwaage legen. Was in der Nacht passiert, bleibt in der Nacht.

Wochenbettdepression

Was man im Wochenbett hingegen nicht ignorieren sollte, sind anhaltende Stimmungstiefs. Wenn man öfter traurig ist und weinen muss, spricht man erst mal vom sogenannten „Babyblues“. Er tritt meist in den ersten zwei Wochen nach der Geburt auf. Grund sind auch hier mal wieder die Schwangerschaftshormone. Diese fallen nämlich nach der Geburt stark ab, während andere, zum Beispiel die für den Milcheinschuss, zunehmen. Dieses innere Chaos drückt sich in den ersten Tagen nach der Geburt oft in einer gefühlsmäßigen Achterbahnfahrt aus. Es kann hilfreich sein, wenn man es schafft, diese Gefühle zu akzeptieren und zuzulassen. Ein Sprichwort sagt: „Wenn man es am Anfang schafft, die Gefühle zuzulassen, und die Tränen fließen, dann fließen auch die Muttermilch und der Wochenfluss.“

Es ist wichtig zu wissen, dass dieser Babyblues selbstlimitierend ist. Das heißt, er hört von allein wieder auf, wenn die Hormonumstellung abgeschlossen ist – man muss nichts machen. Sollten die Symptome allerdings nicht aufhören und länger als etwa 14 Tage anhalten, sollte man Rücksprache mit seiner Hebamme und/oder Frauenärztin bzw. Frauenarzt halten. Denn dann kann es sich auch um eine Depression oder eine andere Erkrankung handeln, die behandelt werden muss. Hinweise für eine schwerere Erkrankung wären beispielsweise Angstzustände oder das Gefühl, sein Kind nicht richtig annehmen zu können. Auch wenn man langfristig sehr müde und erschöpft ist, Schwindel oder Herzrasen hat, sollte man diese Symptome auf jeden Fall medizinisch abklären lassen.

Für eine erste Einschätzung findet man im Netz einen Selbsttest: den Edinburgh-Depressionsfragebogen nach der Geburt. Sollte das Testergebnis auffällig sein, ist das natürlich keine Diagnose, aber man sollte es auf jeden Fall mit der Hebamme und/oder der Ärztin bzw. dem Arzt teilen. Auch wenn man bereits vor der Geburt eine Depression hatte, ist es wichtig, das mit der Hebamme zu besprechen. Allein, dass man offen darüber redet, reduziert das Risiko, dass sich der Zustand nach der Geburt verschlechtert. Wenn man bereits in Behandlung ist und Medikamente nimmt, sollte man diese – natürlich nach Rücksprache mit dem Arzt oder der Ärztin – auch im Wochenbett weiter nehmen. Rein statistisch gesehen entwickeln circa 10 bis 15 Prozent aller Frauen im Wochenbett eine Depression.

Das Namensbändchen

[Hier ist Platz
zum Einkleben des
Namensbändchens.]

Nachwort

Die unendliche Freude, die Aufregung, die Veränderungen, die Glücksmomente, aber eben auch die Unsicherheiten und Enttäuschungen und schließlich das, wofür man all das auf sich nimmt, das eigene Kind – all das haben wir in diesem Buch nun gemeinsam durchlebt und besprochen. Wir hoffen, dass wir euch eine gute Begleitung in dieser Phase sind oder waren.

Wenn ihr euer kleines Wunder schon im Arm haltet, könnt ihr euch sicher sein: Eure gemeinsame Zeit geht gerade erst richtig los! Viel Spaß mit eurem Baby!

Alles Gute für euch und euer Kind wünschen euch

Lucie Tim Manuela

Danksagung

Last but not least geht ein größes Dankeschön von Claus Hesseling – seines Zeichens KI-Mensch beim NDR und Ideengeber des Podcasts „Tatsächlich schwanger" – an seine Frau Christine Kamp, ohne die diese Buchidee nie das Licht der Welt erblickt hätte!

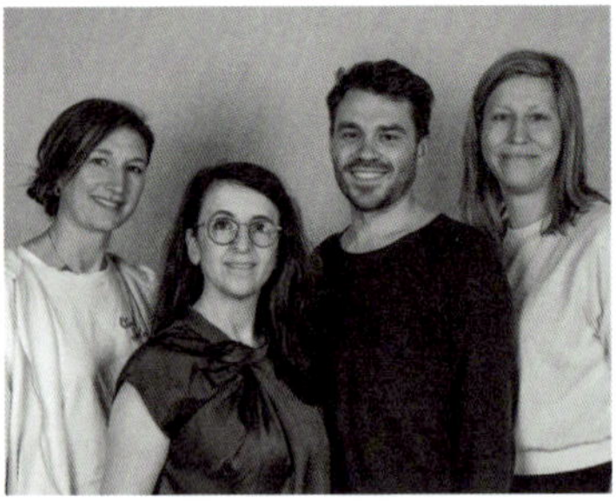

ZU DEN AUTOR*INNEN

Der Podcast „Tatsächlich schwanger" und das daraus nun entstandene Buch waren für **Lucie Kluth** (freie Journalistin), **Tim Winterscheid** (Moderator und Autor) sowie der Ärztin **Dr. Manuela Tavares de Sousa** (Schwerpunkt Pränataldiagnostik, tätig in eigener Praxis und am UKE in Hamburg) eine echte Herzensangelegenheit: Sie wollten allen werdenden Mamas und deren Partner*innen die wichtigsten Fragen rund um die Schwangerschaft und die erste Zeit mit Baby beantworten. Ein Buch, das sich Lucie und Tim selbst gewünscht hätten, als bei ihnen Nachwuchs unterwegs war. **Isabel Reich** (Podcastredakteurin und Projektleitung) hatte beim NDR hinter den Kulissen die Fäden in der Hand, sodass der Podcast erfolgreich „on air" gehen konnte.

IMPRESSUM

Hinter jedem tollen Buch steckt ein starkes Team

Projektleitung: *Nadine Widl*
Texte: *Caroline Süß, Nadine Widl*
Lektorat: *Margarethe Brunner, Nadine Widl*
Covergestaltung: *Ina Zimmermann*
Grafische Gestaltung und Satz: *31Media GmbH, Kathrin Strahl*
Fotografie (Autorenporträts): *NDR, Sina Schilling*
Illustration (Autorenporträts): *Jan Russok*
Herstellung: *Frank Jansen*
Producing: *Jan Russok*
Druck & Bindung: *Optimal Media GmbH, Röbel*

1. Auflage 2025
© 2025 Edel Verlagsgruppe GmbH, Neumühlen 17, 22763 Hamburg
ISBN: 978-3-96584-551-0
Redaktionsanschrift:
ZS, Edel Verlagsgruppe GmbH,
Kaiserstraße 14b, 80801 München
www.zsverlag.de/kontakt
www.edelverlagsgruppe.de/kontakt

HINWEIS

Die Ratschläge in diesem Buch wurden mit größter Sorgfalt von Autor*innen und Verlag erarbeitet und geprüft. Eine Garantie kann jedoch nicht übernommen werden. Ebenso ist eine Haftung der Autor*innen bzw. des Verlags und seiner Beauftragten für Personen-, Sach- oder Vermögensschäden ausgeschlossen. Erkrankungen mit ernstem Hintergrund gehören in ärztliche Behandlung! Bei bereits bestehenden Beschwerden kann das Buch daher keinen fachärztlichen Rat ersetzen.

LIEBE LESERINNEN, LIEBE LESER,

wie schön, dass Sie ein Buch von ZS in den Händen halten. „Jetzt leben!" ist das Motto unseres Verlages. Es steht für Genuss und Inspiration, Unterstützung und Motivation. Ob Kulinarik oder Fitness, Gesundheit oder Lebenshilfe – seit über 30 Jahren bieten wir kompetente Ratgeber für (fast) alle Lebenslagen. Wir lieben Tradition genauso wieInnovation – sie treiben uns an. Unsere Autorinnen und Autoren sind Menschen, die zu ihrem Thema wirklich etwas zu sagen und zu schreiben haben. Unsere Produkte sind erzählerisch, appetitmachend und als gedruckte Bücher haptisch echte Erlebnisse. Für Sie mit ganz viel Liebe gemacht! Entdecken Sie mehr aus unserer wunderbaren Welt!

UNSER VERLAGSHAUS

Mit Standorten in Hamburg und München zählt die Edel Verlagsgruppe zu den größten unabhängigen Buchanbietern Deutschlands. Zur Gruppe gehören die Verlage Dr. Oetker Verlag, Edel Sports, KARIBU und ZS.

ZS - Ein Verlag der Edel Verlagsgruppe
www.zsverlag.de
www.facebook.com/zsverlag
www.instagram.com/zsverlag